やさしくわかる

抗がん剤の
副作用と
その対処法

いつもと同じ日常を過ごすために

神奈川県立がんセンター
院長
酒井 リカ 監修

神奈川県立がんセンター
看護局副看護局長
清水奈緒美 編著

神奈川県立がんセンター
外来看護科長
坪井 香

法 研

は•じ•め•に

　近年、従来の抗がん剤に加えて、分子標的薬や免疫チェックポイント阻害薬などの新しい治療薬が開発され、がんに対する薬物療法は大きく変化しています。それに伴って、がん薬物療法の副作用は多様で複雑になり、ときに重症化することもあります。

　しかし、日常のケアをはじめとした、ちょっとした工夫によって、副作用の予防や軽症化が期待できます。また、ご自身が受ける治療のことをよく理解し、疑問に思ったことを医師や看護師に伝える際のコツを知ることは、副作用の重症化を避け、治療に伴う苦痛の緩和を可能にします。

　私たちは、がん薬物療法を受ける患者さんが、予定された治療を安全に、苦痛を少なくして最後まで継続できるように、また治療中のみならず治療終了後も、その人らしく生活できるようにお手伝いしたいと願って、日々の診療にあたっています。

　「こんなになるなんて想像できなかった」「知っていたら、こんなに苦しまなくてもよかったのに」とおっしゃる方もいらっしゃいます。

　本書をとおして、ご自分らしい生活を送るための治療中のケアの方法や主治医に困りごとを伝え、相談する際のポイント、また、皆様が相談できる様々な場所があることを知っていただけることを願っています。

2021年1月　　酒井リカ・清水奈緒美・坪井　香

もくじ

第1章 がんと診断されたら

第2章 がんの薬物療法とがんの種類

第3章　抗がん剤の副作用とその対処法

第4章　Q&A こんなときどうしたらいいの？

●監修者

酒井リカ（さかい　りか）

神奈川県立がんセンター院長

日本内科学会　総合内科専門医・指導医
日本血液学会　専門医・指導医、評議員
日本臨床腫瘍学会　がん薬物療法専門医・指導医、協議員
日本造血細胞移植学会　造血細胞移植認定医、評議員
日本がん治療認定医機構　がん治療認定医
日本癌治療学会　代議員
日本輸血細胞治療学会 認定医、細胞治療認定管理師

●編著者

清水奈緒美（しみず　なおみ）

神奈川県立がんセンター副看護局長
2009 年　がん看護専門看護師

坪井　香（つぼい　かおり）

神奈川県立がんセンター外来看護科長
2008 年　がん看護専門看護師

●執筆者

櫻井　学（さくらい　まなぶ）

神奈川県立がんセンター薬剤科副科長
日本医療薬学会がん専門薬剤師
日本病院薬剤師会がん薬物療法認定薬剤師

大政 智枝（おおまさ　ともえ）

神奈川県立がんセンター主任看護師
2017 年　がん看護専門看護師

塩澤　綾（しおざわ　あや）

神奈川県立がんセンター主任看護師
2016 年　がん看護専門看護師

勝呂 加奈子（かつろ　かなこ）
　　神奈川県立がんセンター主任看護師
　　2012 年　がん看護専門看護師

成川 明子（なるかわ　あきこ）
　　神奈川県立がんセンター看護師
　　2011 年　がん看護専門看護師

関　宣明（せき　のぶあき）
　　神奈川県立がんセンター主任看護師
　　2006 年　皮膚排泄ケア認定看護師

山本 香奈恵（やまもと　かなえ）
　　神奈川県立がんセンター主任看護師
　　2005 年　緩和ケア認定看護師

嘉山 雅子（かやま　まさこ）
　　神奈川県立がんセンター主任看護師
　　2018 年　がん化学療法看護認定看護師

末竹 亜紀（すえたけ　あき）
　　神奈川県立がんセンター看護師

簑島 文子（みのしま　ふみこ）
　　神奈川県立がんセンター主任看護師

橋本 あや子（はしもと　あやこ）
　　神奈川県立がんセンター主任看護師

宮坂　文緒（みやさか　ふみお）
　　神奈川県立がんセンター看護師

第1章

がんと
診断されたら

がんの基礎知識 ～主治医と治療について しっかり話をするために～

がん（悪性腫瘍）とは

　腫瘍には良性腫瘍と悪性腫瘍があり、「がん」とは悪性腫瘍のことをさします。その名称は、発生した部位とその組織で決まります。平仮名の「がん／Cancer」には漢字で書く「癌／Carcinoma」と「肉腫／Sarcoma」が含まれます。「癌」は上皮細胞から発生するもので「がん」の大半を占めますが、「肉腫」は上皮細胞以外の骨や軟部組織（脂肪、筋肉、神経など）から発生した悪性腫瘍のことをさします。

　がん（悪性腫瘍）の主な特徴には以下の3つがあります。

①自律性増殖	がん細胞は正常な細胞と違い、勝手に増殖を続けて止まることがありません。
②浸潤と転移	がん細胞が周りに広がる「浸潤」とともに、最初に発生した部位から離れて体の別の部位に広がる「転移」をし、次から次へと新しいがん組織を作ってしまいます。
③悪液質	がん組織は、ほかの正常組織が摂取しようとする栄養をどんどん奪ってしまい、体が衰弱します。

　良性の腫瘍は上記の「自律性増殖」をしますが、一般的には「浸潤と転移」や「悪液質」を起こすことはありません。増殖スピードも、悪性腫瘍に比べるとゆっくりです。腫瘍の大きさや発生した場所によっては、何らかの症状が起こることもありますが、外科的に完全に切除すれば基本的には再発することはありません。

　代表的な良性腫瘍として、子宮筋腫があります。その他、卵巣嚢腫などがあります。ただし、良性腫瘍の中でも脳腫瘍のように発生部位によっては危険なものもあります。まれに、再発や浸潤・転移をするものもあります。

♥ 発生部位によるがん（悪性腫瘍）の分け方

造血器から発生するがん：血液を作る骨髄やリンパ節のことを、造血器といいます。造血器から発生するがんには、白血病、悪性リンパ腫、骨髄腫などがあります。

上皮細胞から発生するがん：がんの約8割は上皮細胞から発生します。代表的なものには、肺がん、乳がん、大腸がん、胃がん、子宮がん、肝細胞がんなどがあります。

非上皮細胞から発生するがん：骨や軟部組織（脂肪、筋肉、神経など）といった上皮細胞ではない細胞から発生するがんで、肉腫と呼ばれます。発生頻度はとて

も低く、悪性腫瘍全体に占める割合は約１％です。代表的なものには、骨肉腫、軟骨肉腫、平滑筋肉腫、脂肪肉腫、などがあります。

転移とは

がん細胞が最初に発生した部位（原発巣）から体の別の部位に広がることをいいます。転移では、がん細胞が原発巣を離れて、血液やリンパ系にのって体の中を巡り、ほかの臓器や組織で新しい腫瘍を形成します。この新たに発生した転移腫瘍は、原発腫瘍と同じ種類のがんです。例えば乳がんが肺に転移した場合、肺のがん細胞は乳がん細胞と同じ性質をもち、肺がんとは異なります。

原発腫瘍と転移腫瘍の考え方

がん薬物療法では、原発巣（最初に発生した腫瘍）はどこなのかが非常に重要です。例えば肺に転移がある場合は、原発巣によって効く薬が違います。乳がんの肺転移では乳がんに効く薬、大腸がんの肺転移では大腸がんに効く薬が肺転移にも効きます。そのため、もとのがん（原発巣）がどこから発生したか、どのような組織であるかを調べて、治療に使う薬を決めていきます。

ただし、脳に関しては、血液脳関門という有害物質が脳に到達しないように制限する機能があり、多くの抗がん剤や細菌などの物質を通さないという働きがあるため、放射線治療などほかの治療を組み合わせて行うことが多いです。

標準治療とは

標準治療とは、科学的根拠に基づいた観点から、現在利用できる最良の治療で、ある状態の一般的な患者さんに行われることが推奨される保険適応の治療をいいます。日本では治療が保険適応になるためには、基本的には４段階のプロセス（マウスや細胞実験などの基礎研究→少ない患者さんで安全性のチェックをする臨床試験フェーズⅠ→少人数で効果を確かめる臨床試験フェーズⅡ→現時点で最も効果がある治療薬と比較する臨床試験フェーズⅢ）が必要です。ここで、現在最も効果がある薬を上回る効果があったり、同じ効果でも副作用が少ないことが確認されたりすると、標準治療の仲間入りをすることができます。

なお、「先進医療や治験と呼ばれるような最新の医療を受けるほうがよいのではないか」と考える方もいるでしょうが、医療において「最先端の治療」が最も優れているとは限りません。「先進医療」や「治験」は、標準治療のように効果や科学的根拠が約束されたものではなく、あくまでも研究段階の治療法であると理解しておいてください。「最先端の治療」は、それまでの標準治療より優れていることが証明され推奨されれば、新たな「標準治療」となります。しかし、それまでの標準治療のほうが優れていたという結果になることも多いのです。

がんとは
どのような病気なのか

誰でも罹る可能性がある

　国立がん研究センターのデータでは、日本人は一生のうちに2人に1人が何らかのがんにかかるといわれています。また、5年相対生存率は64.1％であり、たくさんの人がサバイバー（がん経験者）としてがんと共存しながら生活しています。

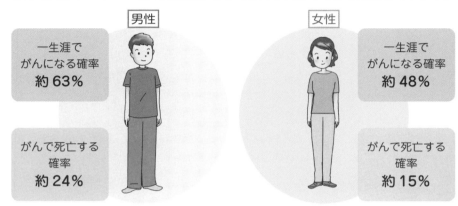

男性

一生涯で
がんになる確率
約63％

がんで死亡する
確率
約24％

女性

一生涯で
がんになる確率
約48％

がんで死亡する
確率
約15％

うつる病気ではない

　がん自体が人から人へ感染することはありません。一部のがんでは、ウイルスへの感染が細胞のがん化の原因の1つになる場合がありますが、それも長い年月をかけて変化をします。

がんになる理由

　がんは、細胞の遺伝子が傷つくことによって起こる病気です。正常な細胞には、生まれて成熟して時間が経つと老化し最後は死ぬという流れがあります。正常な細胞はきちんと制御されていて役割をもち、秩序をもって増えたり減ったりしています。しかし、遺伝子異常により細胞の発達や老化に異常が生じると、必要な働きをせず秩序を無視するがん細胞になります。

　遺伝子が一度傷ついたからといって、それほど大きな問題にはなりません。何度も繰り返し傷ついたり、細胞が正常に働くうえで大事な遺伝子が傷ついたりすると、支障が生じます。また、遺伝子に起きる異常の種類には、「がん遺伝子の活性

化 (異常な細胞の増殖をするアクセルが踏んだままになる状況)」と、「がん抑制遺伝子の不活化 (異常な細胞の増殖を止めるブレーキがかからなくなる状況)」の両方があります。

遺伝子異常の三大要因

遺伝子異常には三大要因があります。それは、外的要因、遺伝的要因、偶発的要因です。

外的要因	化学物質や細菌やウイルスが体の外から入ってきて、遺伝子が傷つけられることです。例えば、タバコ、アルコール、紫外線、特定のウイルス (例:ヒトパピローマウイルス感染が持続すると子宮頸がんなどの原因となる) への感染などです。
遺伝的要因	遺伝的要因によるがんの発生頻度は低く、全体の5〜10%だといわれています。がんの発生に関わる遺伝子にはさまざまな種類がありますが、親のがん抑制遺伝子の一部に異常があると、それが子どもにも引き継がれることがあります。 子どもは本来、父親由来と母親由来のものと合わせて2個のがん抑制遺伝子をもち、これがブレーキをかけて細胞ががん化することを抑えています。しかし、もともと片方のがん抑制遺伝子に変異がありブレーキが1つ壊れていると、一般の人よりも特定のがんになりやすいことがあります。
偶発的要因	これは細胞分裂の際に遺伝子異常が突然起こるものです。ヒトの体には約37兆個もの細胞があるので、頻度は低くても歳を重ねるごとにエラーは起こりやすくなります。がんの種類によって大きく違いはありますが、総じて高齢者ほどがんになりやすい現状があります。また、生後すぐに細胞分裂をやめる心臓には悪性腫瘍の発生が極めて稀であることも知られています。

このように、さまざまな要因でがん細胞が発生します。

外的要因や遺伝的要因から発生するがんもありますが、それ以外の偶発的要因も多くあります。予防できる要因をなるべく取り除くことは大切ですが、生活習慣で完全にがんを防ぐことはできません。過去の行いが悪かったのではないかと過度に自分を責めることなく、生活に情報を上手に取り入れていけるとよいでしょう。

13

がんとの向き合い方

がんとの向き合い方は人それぞれ

　病気との向き合い方は、人それぞれです。がんと診断された後に、どの病院で検査や治療をするのか、治療法はどうするのか、いつから始めるのか、どのように治療と自分の生活に折り合いをつけるのか…、などたくさんの意思決定をする場面が出てくると思います。

♥ あなたが納得できる方法がいちばん

　同じ医師から同じ病状を説明されたとしても、何を大事にしたいかによって一人ひとり選択が異なります。治療を選ぶ基準も「副作用があったとしても一番治療効果が高いものを選びたい」という人もいれば、「効果が少し劣っても、なるべく副作用が少ない治療で日常生活を大事にしたい」という人もいます。また、どのように病気や治療や療養生活について情報を得たいかに関しても、「自分でもできるだけ詳細に調べて主治医と意見交換をして決めていきたい」という人もいれば、「自分は専門家ではないので信頼できる先生にお任せしたい」という人もいるでしょう。

　万人にとっての正解はありません。あなたがいちばん納得できる方法がいちばんよい選択です。治療のために人生があるのではなく、「あなたの人生をあなたらしく送るためにどのように治療を含む意思決定をしていくか」が大事なのです。

♥ 遠慮なく周囲のサポートを受けましょう

　がんの疑いやがんの診断を告げられたとき、あるいは初期治療後に再発をしたときなど、患者さんは非常に大きなストレスにさらされます。衝撃を受けて「頭が真っ白になった」「何かの間違いではないか」と感じたり、さまざまな感情が湧いて「なぜ自分がこんな目にあわないといけないのか」と怒りを感じることもあるでしょう。多くの患者さんが不安や気分の落ち込みを経験しますが、これは当然なことで誰にでも起こりうることです。そのような気持ちの揺らぎがある一方で、主治医から病気や治療の説明を受け、インターネットから情報を調べ、家族や友人・知人から話を聞き…とたくさんの情報や意見が洪水のように一気に押し寄せてきて、混乱してしまうこともあるかもしれません。

　落ち着いて自分にとって最善の治療を受けられるようにするためには、まず体につらい症状があれば、それを医療スタッフに相談して緩和することが必要です。

そして、心に起こる変化を知って対処する（心のケア）、必要な情報を得て治療について考える（信頼できる情報源）、の2つがとても大事になります。これは患者さんが一人で取り組むのではなく、必要と感じたらぜひ遠慮なく周囲のサポートを得てください。以下に、もう少し詳しく述べていきます。

心のケア

がんの告知を受けてからの心のプロセス

　がんを体験すると、さまざまな種類のストレスを経験することがあります。予期していなかった悪い知らせによる心の反応のプロセスとして、一般的には「ショック・混乱」が最初に起こり、次いで「不安・落ち込み」があり、時間が経つにつれて「見通しを立てて何とか前に進んで行く」ということがいわれています。

　最初の数日間続くことが多い衝撃の時期には、非常に気持ちが不安定になり「まさか自分が、がんのはずはない」と考えたり、絶望や怒りを感じることもあるかもしれません。これは、大きな衝撃から心を守るための自然な反応です。また、眠れない、食欲がわかない、といった体の症状が出たり集中力がなくなったりして、一時的に日常生活に支障が出る場合もあります。

　心の負担を軽くするためには、家族、友人や知人、主治医、看護師などの信頼できる人に自分の辛さや不安や揺れ動く気持ちを話してみるのもいいでしょう。もし、身近に相談できる人がいなければ、全国にあるがんの相談窓口（がん相談支援センターなど）で対面や電話で相談をすることもできます。

♦ がん患者さんのストレスに対する心の反応 ♦

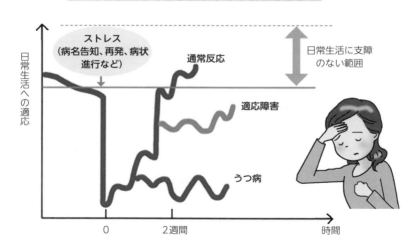

💛 不安感や落ち込みが続くときは何か対策を

　不安や気持ちの落ち込みは、ある程度は通常の反応で、直ちに治療が必要なわけではありません。がんの病状を告げられたとき、治療が始まる前、治療中、治療が終わった後など、時期を問わず気持ちが揺れ動くこともあるでしょう。時間が経つにつれて、あるいは日によって、「これから何をすればよいか1つずつ考えてみよう」「つらい気持ちはあるけれど何とか治療を受けていこう」など、先の見通しを考えて前向きな気持ちも出てきます。通常は悪い知らせを聞いてから2週間程度で、日常生活に支障がない程度まで心の状態が持ち直してくると考えられています。しかし、気持ちがひどく落ち込んで何も手がつかない状態が長びいたり、日常生活に支障が出る状況が続いたりするようであれば、何か対策を考えることは必要です。悪い知らせを聞いてから2週間以上経っても、不安や落ち込みの症状があり、それが週単位で続くようであれば、医療スタッフに相談することも考えてみましょう。

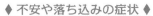

♦ 不安や落ち込みの症状 ♦

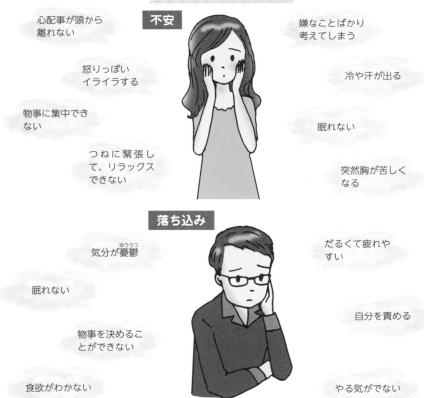

不安

心配事が頭から離れない

怒りっぽいイライラする

物事に集中できない

つねに緊張して、リラックスできない

嫌なことばかり考えてしまう

冷や汗が出る

眠れない

突然胸が苦しくなる

落ち込み

気分が憂鬱（ゆううつ）

眠れない

物事を決めることができない

食欲がわかない

だるくて疲れやすい

自分を責める

やる気がでない

心のケアの専門家としては、心療内科医、精神科医、心理士、心の問題を専門に扱う看護師などがいます。主治医やソーシャルワーカー、看護師などが窓口になっています。心のつらさに対処するのは、がんの治療を受けるのと同じくらい大切なことです。決してあなたが弱いわけでも、恥ずかしいことでもないので、気軽に相談してみましょう。

信頼できる情報源を

　がんの治療や療養生活を送っていくうえで、さまざまな情報を集めることはあなたにとっての力になります。病気や検査、治療、療養生活についてよく知ると、漠然と抱いていた不安が軽減することがあります。

　また、自分らしい納得できる意思決定をするためには、得た情報が大事な判断材料になります。治療について、治療の副作用について、今後の生活についてなど、時期によってどのような情報を必要とするかは違ってきます。自分が今どのような情報をもっていて、どのようなことを知りたいと思っているのか、紙に書きだして整理してみるとよいでしょう。そのうえで、次のようなポイント（『患者必携がんになったら手に取るガイド』国立がん研究センターがん対策情報センター編著／学研メディカル秀潤社刊行より）で情報を集めてみましょう。

♥ あなたの情報をいちばん多くもっている主治医とよく話をしましょう

　主治医など、直接あなたを診ている医療スタッフは、一人ひとりの状態に基づいて最も適した情報を提供してくれる存在です。また、治療の後遺症や痛みへの対処などについても教えてくれます。

　また、聞きたいことは事前にメモにまとめて整理しておくと、やりとりがスムーズにできます。一度にまとめて聞くのではなく、検査や治療のこと、これからの療養生活のことなど、何度かに分けて相談し、あなたに合った方法について一緒に考えてもらうようにするとよいでしょう。

♥ 「セカンドオピニオン」を上手に使いましょう

　診断や治療について、現在診療を受けている主治医とは別の医療機関の医師に求める「第2の意見」を「セカンドオピニオン」といいます。主治医に医療情報（今までの検査データと医療経過をまとめた紹介状）を出してもらい、意見を聞くために受診をします。セカンドオピニオンは保険適応外で、転院することとは違います。セカンドオピニオンを受けた後は、まずは主治医のところに戻ることになります。ただ、セカンドオピニオンを利用した後に主治医と相談し、セカンドオピ

ニオン先の病院へ改めて転院することはあるかもしれません。セカンドオピニオンをきっかけとしてほかの治療法が選択肢となったり、今の治療方針に納得するきっかけとなることもあります。

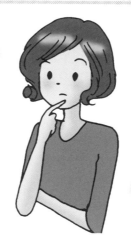

がんの診断をされて、治療の選択について説明を受けたけど、決めることができない

担当の医師の話に、どうしても納得できないところがある

担当の医師の話を、別の視点からも検討したい

担当の医師からがんと診断されて、説明を受けた。でも、がんの診断についてほかの医師の意見も聞いてみたい

がん再発の診断を受けたが、担当の医師が説明してくれた治療法以外の選択肢についても知りたい

主治医以外の医療スタッフにも相談してみましょう

　療養生活のこと、経済的な心配、薬のこと、食事のこと、主治医には直接相談しにくいことや時間がなくて聞けないことなどがあるかもしれません。看護師、ソーシャルワーカー、薬剤師、栄養士なども貴重な情報源です。専門的な経験や視点であなたの支えになってくれるでしょう。

がんの相談窓口やインターネットの活用

♥ がんの相談窓口を利用しましょう

　がん相談支援センターは、全国すべてのがん診療連携拠点病院などにあります。ここは、がんに関する情報提供を行ったり、相談に乗ってくれたりするところです。その病院にかかっていてもいなくても、誰でも無料で相談ができます。

　また、国の指定を受けているがん診療連携拠点病院だけでなく、都道府県の指定を受けている病院（例：神奈川県がん診療連携指定病院）にも、がん相談支援センターが設置されているところがあります。日本対がん協会の「がん相談ホットライン」や、希少がんについて相談できる国立がん研究センターの「希少がんホットライン」でも無料で電話相談ができます。がん相談支援センターなどの相談窓

□では、情報の探し方を一緒に考えたり、状況を整理する、つらい気持ちを聞いてもらうことなどもできます。電話や直接会って相談員と話すうちに、問題が整理できることもあるでしょう。

💗 インターネットを活用しましょう

　インターネットを活用すると、たくさんの情報を手に入れることができます。自分で使えないときは、家族や友人・知人など周囲の人に調べてもらってもよいでしょう。ただ、その中には、参考になる正しい医療情報ももちろんありますが、残念ながら標準治療を否定して、特定の商品の購入や効果が期待できない治療を勧めるような怪しい情報も数多く含まれますので、くれぐれも注意してください。

　「何を調べてよいかわからない」という人は本書の30ページで紹介している、科学的な根拠に基づいた信頼できる情報発信をしているサイトを中心に情報収集しましょう。

情報の正確さを考えましょう

　情報には、医学研究に基づくものと、個人的な体験談や感想などといった主観的なものがあります。情報の正しさと、その情報があなた自身に当てはまるかどうかを判断するときには、情報の信頼性がとても大切です。「情報が本当に正しいかどうか」は、複数の情報を照らし合わせたり、主治医に確認して判断するようにしましょう。情報の発信元が信頼できる組織や人かどうかも、判断材料の1つになります。

健康食品や補完代替療法は、利用する前によく考えて

　補完代替療法とは、西洋医学だけでなく、健康食品、ヨガ、マッサージなどの民間療法や、音楽療法、芸術療法、温泉療法、漢方薬などを総称した治療法のことです。利用するときは、主治医ともよく相談したうえで決めるとよいでしょう。

治療への準備

　治療に臨むうえで、どのような目的でどのような治療を受けるのか、医療スタッフからの説明内容、検査の結果や入院・外来での経過や体調など、自分が必要だと思う情報を何らかの形でまとめておくと確認や振り返りができて便利です。ファイルや市販のノートを活用したり、あなたに合ったやり方でまとめておくとよいでしょう。がんの療養記録を記しておけるような冊子（例：わたしの療養手帳）も出ていますので、それらを活用するのもよいでしょう。

がんの検査と診断

検査と診断の基本的な考え方

　検査の内容や進め方は、がんの種類や場所によって異なります。適切な治療を行うためには、がんの性質や広がりを正確に確かめておく必要があります。

　例えば肺がんであっても、詳しいがんの種類（組織の種類や遺伝子変異の有無）や病期（病気の進み具合）によってまったく治療法が違います。ほとんどの場合は、複数の検査の結果を組み合わせて診断を行い、最終的な結果が確定するまで数週間かかることが多いです。しかし、詳細な検査を重ねるよりも救命を優先して、急いで治療を開始することが必要なケースもあります。

　検査で得られる情報と、検査費用や体への負担などを考慮してバランスを考えながら、何を行うか決めていきます。さまざまな検査があるので、自分が受ける検査の目的や方法について知っておくと、検査の結果説明を受けるときにより理解しやすくなります。また、いくつかの検査結果についてまとめて説明されるときや、重要な検査結果の説明があるときは、できれば誰かに同席してもらうと、後で説明内容を一緒に確認することができます。

💗 検査から診断の流れ

❶**担当医による問診と診察**　体の状態や症状などについて詳しく聞かれるほか、診断の手がかりを得るために、過去にかかった病気、現在かかっているほかの病気、家族や血縁者がかかっている（かかっていた）病気（家族歴）や、生活習慣（喫煙や飲酒、職業など）について聞かれます。

❷**検査**　より詳しい情報を得るために、血液検査や、画像検査などが行われます。

❸**病理検査・病理診断**　さらに必要に応じて、病変（異常な組織）の一部をつまみとったり、針を刺して吸引したり、メスを使って一部を切除する（生検）などして採取した細胞・組織を、顕微鏡で観察する病理検査・病理診断が行われます。これにより最終的にがんの診断を確定することになります。

❹**治療方針の検討**　治療方針を検討するために、病変の広がりを調べる検査が行われます。同時に心臓、呼吸、肝臓、腎臓の機能をはじめとして、全身の状態を客観的に調べ、治療を受けることができる状態かどうかを評価するための検査が行われます。例えば、同じ肺がんの場合でも、想定する治療方針によって検査内容が異なることもあります。

主な検査と診断の方法

🍀 腫瘍マーカー

　がんがあると、血液や尿中に、健康な人にはあまりみられない特定の物質が増えることがあります。そのような物質を「腫瘍マーカー」といいます。体への負担が少なく簡単に調べることができますが、多くの腫瘍マーカーは、がんがあれば必ず増えるとは限らないことや、正常な状態や良性の腫瘍の場合にも増えることがあるため、腫瘍マーカーの結果だけでは、がんと診断することはできません。そのため、各種検査の補助手段として利用されたり、治療効果の判定に用いられることが一般的です。

🍀 画像検査・画像診断

　症状が出ないうちにがんを早期発見したり、画像によって広がりや性質を調べるなど、がんの診断に欠かせない検査です。治療効果の判定に用いられたり、再発の有無を調べる場合もあります。

✿ 超音波（エコー）検査

　超音波を発する装置を当て、音波のはね返る様子を画像にすることで、体内の状態を観察します。腹部や頸部では、ベッドに横になり、超音波が伝わりやすくなるように検査用のゼリーを塗り、器械（探触子：プローブ）を当てます。特に痛みなどはありません。ほかに内視鏡の先端に超音波装置を付けることで、胃や腸など体の内側から周りの臓器やリンパ節などを調べることもあります。

✿ X線検査（レントゲン検査）

　X線の通りやすさの違いから、内部の状態を観察する検査です。胸部、骨・軟部、乳房、腎盂・尿管、上部消化管（食道、胃、十二指腸）、下部消化管（大腸、直腸）など全身が対象となります。バリウムや造影剤などを使ってより詳しく調べることもあります。検査の内容によって、立ったまま撮影したり、ベッドに横になって撮影したりします。

✿ CT（コンピューター断層撮影）

　CTは体の周りからX線を当てて、体の断面像を観察する検査です。検査のときは、機器の寝台の上に仰向けになり、そのまま筒状の機械の中を通過しながら撮影します。輪切り画像をもとに、3次元画像を作ることもあります。場合によっては、造影剤を腕の静脈から注入することもあります。造影剤を注射することで、病変をより鮮明に写し出すことができます。造影剤を注射した後で、気分が悪くなったり、蕁麻疹やかゆみが出るなどのアレルギー反応が起こることがあります。ア

レルギー体質の人や、CTの造影剤でアレルギーが出たことがある人は、事前に担当医や検査を行う医療スタッフに申し出てください。検査が終わって数時間後に症状が出ることもあるので、これらの症状が出た場合には病院へ連絡しましょう。

🎀 MRI（磁気共鳴撮影）

体に強い磁力（磁場）を当て、体の断面像を観察する検査です。さまざまな角度の断面を見ることができるのが特徴です。骨や空気による画像への悪影響がないため、脳や脊髄や骨盤の中、骨の断面など、CTでは撮影しにくい部分も調べることができます。MRIは強い磁場を発するため、心臓ペースメーカーを装着している患者さんには用いることができず、ほかにも金属製の物質が体内にある場合には、撮影できないことがあります。磁性体（磁気を帯びることが可能な物質）が含まれる化粧品も禁止なので、検査前に注意事項をよく確認しましょう。

検査のときは、機器の寝台の上に仰向けになり、そのまま寝台ごと筒状の機械の中に入ります。検査中は装置から工事現場のような大きな音がしますが、これは磁場を起こすためのものなので心配ありません。検査の目的によっては、造影剤を飲んだり、腕の静脈から注入したりします。

🎀 PET-CT（PET〈陽電子放出断層撮影〉とCTを組み合わせた検査）

PETは、FDG（がん細胞に吸収されやすい薬剤に弱い放射性物質を付着させたもの）を注射し、体内における薬剤の分布を撮影することで、がんの様子を調べる検査です。がん細胞の活動の状態（活発に栄養分を消費しているか、など）を調べることができます。がんの位置情報をより正確に把握できるCT検査と組み合わせたものがPET-CTです。安静にして薬が取り込まれるのを待ってから、機器の寝台の上に仰向けになり、そのまま台ごと筒状の機械の中に入り撮影します。薬から出される放射線は時間とともに弱くなり、多くは尿と一緒に体の外に排出されますので心配はいりません。FDGは一般にがん細胞に取り込まれますが、炎症（骨折や肺炎など）を起こしている場所に集まりやすい性質があります。そのため、がん細胞以外の細胞にも取り込まれたり、また反対にがんであってもあまり異常としてみられない場合もあり、ほかの検査結果と合わせて総合的に判断されます。

🎀 内視鏡検査

先端に小型カメラ、またはレンズを内蔵した細い管を体の中に挿入し、のど、消化管（食道、胃、十二指腸や大腸）、気管、膀胱などを体の中から観察する検査です。これにより、病変を直接観察したり、病変の一部をつまみとり（生検）、病理検査を行うことができます。検査の準備は観察する臓器によって異なり、食事をとらず点滴をする場合もあります。

病理検査・病理診断

　がんの診断には欠かせない検査です。がんが疑われている病変から細胞や組織を採取し、病理医が顕微鏡で観察して、がんかどうか、がんの場合にはどのような種類か調べ、診断します。がんに含まれている物質の種類や分布を調べる免疫染色という方法や、ある種のがんに特異的な遺伝子異常の有無を調べる遺伝子検査という方法を組み合わせることで、がんの種類を詳しく特定することができます。こうしたプロセスには、多くの場合数日～2週間程度の時間が必要です。

❀ **細胞診断**　個々の細胞を見る検査を細胞診検査（細胞診断）といいます。口腔、気管、膀胱、子宮などの粘膜上からヘラやブラシのようなものでこすりとったり、皮膚から細い針を刺して吸引したり、また痰や尿などの液体中に浮遊している細胞を採取する方法などがあります。

❀ **組織診断**　個々の細胞だけでなく、細胞のかたまり、正常細胞とのかかわりの具合などという組織の状態を見る検査を、組織検査（組織診断）といいます。内視鏡を用いて病変の一部をつまみとる方法、特殊な針を刺して採取する方法、手術で組織の一部を切除する方法、手術で切除した組織全体を細かく調べる方法などがあります。必要に応じて、手術の間にがんが疑われる組織を採って診断する術中迅速病理診断が行われることもあります。

治療を受ける中での緩和ケア

がんと診断されたときから始まる

　緩和ケアとは、病気に伴う心と体の痛みを和らげるためのケアです。がん患者とその家族が、可能な限り質の高い治療・療養生活を送れるように、身体的症状の緩和や心理社会的な問題（経済面など）への援助が、終末期だけでなく、がんと診断されたときから、がん治療と同時に行われることが求められています。

　緩和ケアの中には、心のケアや心理社会的な不安へのサポートだけでなく、広義の意味では治療に伴う支持療法も入ります。

支持療法とは

　支持療法とは、治療や検査による副作用に対しての予防策や、症状を軽減させるための治療のことです。例えば、感染症に対する積極的な抗生剤の投与や、抗がん剤の副作用である貧血や血小板減少に対する適切な輸血療法、吐き気・嘔吐に対する制吐剤（吐き気止め）の使用などがあります。

チーム医療について

チーム医療の中心は患者さんとその家族

　がんの治療には、主治医だけではなくさまざまな専門職が連携し合って治療やケアを進めていきます。治療だけではなく、生活面や心のサポートを受けるためにも効果的なチーム医療は大切で、専門職間の連携が重要なのはいうまでもありません。そして、チーム医療の中心にいるのは患者さんと家族です。あなた自身が通っている医療機関や自分の地域にどのような専門職がいてどのようなサポートを受けられる可能性があるのか、それらを知ることは生活の質を保ちながら治療を進めるうえでの大きな支えになるでしょう。また、疑問や心配事があれば、主治医や看護師など周りにいる医療スタッフにぜひ伝えてください。

　専門職というと主治医、看護師、薬剤師、ソーシャルワーカーなど、患者さんに接する機会が多い人たちがまず思い浮かぶでしょう。医療機関や患者さんの状態によっても具体的なチームの構成は異なります。薬物療法単独なのか、手術療法や放射線治療と組み合わせて治療するのかなど、治療方針によってもサポートする専門職は変わるでしょう。右図はチーム医療のイメージです。具体的にどのような職種があるのかを見ていきましょう。

がんの治療やケアに携わる専門職

医師

　外科医、内科医、腫瘍内科医（薬物療法の専門家）などが主治医となり、チーム医療のリーダーとなって検査や治療を進めていく役割を担っています。薬物療法をする場合に、外科医や内科医が主治医となることもあれば、腫瘍内科医が主治医になることもあり、各医療機関によってさまざまです。また、放射線治療医は放射線治療を行う場合に主治医と共にあなたの治療にあたります。心や体のつらさを軽減する緩和ケア医や精神腫瘍医、リハビリテーション医、病気の診断には、放射線診断医や細胞や組織などの検査・診断を行う病理医もいます。

　患者さんの診断や治療方針について、それぞれの専門の意見に基づき検討する場（カンファレンス、キャンサーボードなどと呼ばれます）をもつことも多いです。

看護師

　外来や病棟で患者さんの心身のケアや診療の介助をします。患者さんと接する

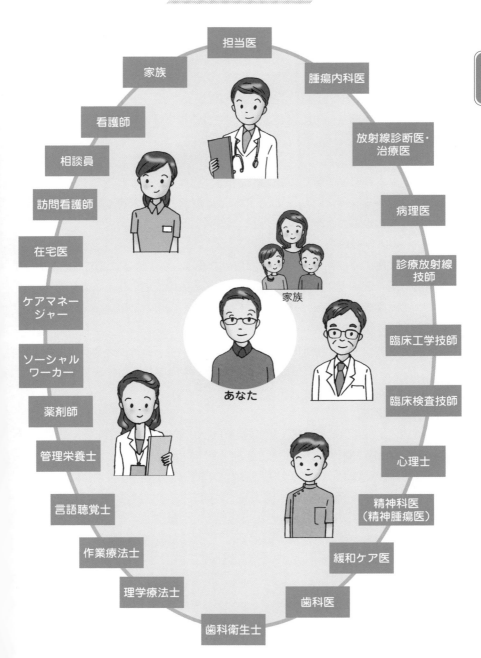

◆ チーム医療のイメージ ◆

担当医
家族
看護師
相談員
訪問看護師
在宅医
ケアマネージャー
ソーシャルワーカー
薬剤師
管理栄養士
言語聴覚士
作業療法士
理学療法士
歯科衛生士
歯科医
緩和ケア医
精神科医（精神腫瘍医）
心理士
臨床検査技師
臨床工学技師
診療放射線技師
病理医
放射線診断医・治療医
腫瘍内科医

家族
あなた

第1章　がんと診断されたら

25

時間が多く、ほかの専門職との連携の起点になることもあります。認定看護師・専門看護師という薬物療法、緩和ケア、乳がん、放射線治療などについて専門的な知識や技術をもつ看護師も増えてきており、個別の相談窓口がある場合もあります。

🍀 薬剤師

使用する抗がん剤はどのような働きをするのか、また、どんな副作用が起こりやすいか、副作用が出たときにはどうしたらよいかなど、患者さんが安全に、かつ安心して治療を受けられるように薬物療法についてわかりやすく説明して相談にのってくれます。

🍀 栄養士

病気や抗がん剤の副作用で食事に影響は出ていないか、患者さんが必要な栄養をとれているかを一緒に考えます。どのように食事・栄養をとると効果的でとりやすいかを相談することができます。

🍀 ソーシャルワーカー

社会福祉制度に詳しく、がんの治療と日々の暮らしが安定して継続できるよう、治療費の心配、家族や仕事の悩み、転院による治療の継続や在宅への移行、在宅サービスの利用の申請など、療養生活に関わる幅広い相談に応じています。

🍀 心理士

がんと向き合う中で、精神的な疲労やつらさを感じることがあるかもしれません。専門的なカウンセリングを行うことで、心や体のつらさを軽減するための支援をしています。

🍀 リハビリ専門職

医療機関によっては、理学療法士、作業療法士、言語聴覚士といったリハビリ専門職も、がん治療に関わっています。

例えば、「体力が落ちているときに、体に負担をかけないで、楽に姿勢を変えたり動かしたりする」「治療後の腕や足の機能の低下を予防・改善する」「発音や食事の飲み込みの状態を改善する」などのとき、本人の意志によって運動や装具などを用いた機能回復や維持のための訓練をしています。地域で活動する専門職も増えており、退院後に利用できる場合もあります。

🍀 がん相談支援センター

全国の「がん診療連携拠点病院」や「小児がん拠点病院」「地域がん診療病院」に設置されている、がんに関する相談窓口です。がんについて詳しい看護師や、生活全般の相談ができるソーシャルワーカーなどが、相談員として対応しています（詳しくはp18〜19参照）。

がん体験者同士で支え合う場（ピアサポート）

がん患者のピアサポート

がんと診断された人、治療中の人、再発をした人など、がんを体験して人生を歩んでいる人たちを「がんサバイバー」と表現したります。こうしたがんサバイバー同士が支え合い、サポートし合うことをピアサポートといいます。ピア（Peer）とは「仲間」「同士」を意味する言葉です。仲間から支えられていると感じることによって、不安の解消や悩みの解決につながることが期待されています。

がんの治療や療養生活を送るうえで、いろいろな悩みや不安が出てくることもあるでしょう。医療スタッフや家族を含む周囲の人だけでなく、患者さんにとってはほかのがん体験者との関わりが、大きな力になることがあるといわれています。

ピアサポートにはさまざまな形があります。プライベートでがん体験をした人と語らうことも1つの形でしょうし、地域や病院で開催されるがんサロンや患者会や個別面談形式での支援、インターネット上のグループやネットワーク、電話相談などさまざまな形で活動が行われています。ご自分のかかっている医療機関や地域で、どのようなピアサポートの場があるのかを探してみてください。

ピアサポートを利用する

自分に合ったピアサポートの場を探すためには、がんサロンや患者会に問い合わせをしたり一度足を運んで見学してみるのもよいでしょう。また、周囲の人から患者会などへの参加を勧められた場合には、無理はせずに自分で「知ってみたい」「参加してみたい」という気持ちになったときに行動にうつしてみましょう。

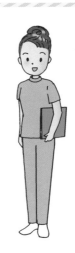

ピアサポートの場では、体験者同士だからこそわかり合えることや、対処法を伝え合えるメリットがあります。しかし、同じがんでも体の状況や治療内容、療養生活は個人によって異なります。ほかの人に合うものが自分にも合うとは限りません。

27

また、医学的なことは、必ずかかっている医療機関の医療スタッフに相談をするようにしましょう。

♦ 患者同士が支え合うことのメリット ♦

- 悩んでいるのは、自分一人ではないことに気付き、気持ちが楽になる
- ほかの患者さんの経験談を聞くことで、悩みを解決するヒントを得たり、問題との付き合い方を学んだりできる
- がんの体験を人に話すことにより、自分の気持ちが整理できる
- 自分の体験がほかの患者さんや家族を支援する力になることを知り、失った自信を取り戻せる

利用するときに注意しておきたいこと

患者会の中には、ある特定の医療機関（医師）への受診を勧めたり、特定の治療方法を強く勧める、といった団体もまれにあります。電話やメールで資料や情報を取り寄せたり、インターネットでホームページを確認したりするなどして、その中身をよく吟味しましょう。

気が進まない場合は、そのことをはっきりと伝えて断りましょう。特定の治療法や健康食品などを勧められた場合は、必ず担当医やがん相談支援センターに相談してください。

ピアサポートに関する情報

患者会やがんサロンなどの基本的な情報（名称、目的、代表者名、連絡先、対象となるがんの種類、主な活動内容、活動地域、年会費など）がわかれば、インターネットや書籍や雑誌などで調べられます。

また、住まいの近くのがん診療連携拠点病院のがん相談支援センターに問い合わせても、地域の患者会の情報を得られることがあります。以下のHPも参考にすることができるでしょう。

（1）国立がん研究センター　がん情報サービス「地域のがん情報」

https://ganjoho.jp/public/support/prefectures/index.html

　国立がん研究センターが運営する、がんに関するさまざまな情報が掲載されているホームページです。「地域のがん情報」では、各都道府県などで発行しているがんの療養などに関する冊子、およびがん関連情報サイトへのリンクを掲載しています。その中に、各都道府県における患者会・がんサロン・ピアサポーターの対面相談の情報が紹介されています。

（2）一般社団法人 全国がん患者団体連合会

http://zenganren.jp/

　がん患者さんを支援するために活動している全国各地の団体が集まった、がん患者団体の連合体組織です。加盟しているがん患者団体の情報や活動内容などを紹介しています。

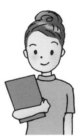

COLUMN

新しい薬を使うと治療費は高くなるの？

　国内で新しく使用が認められた薬剤は、値段が高額に定められている場合があります。特に、これまでに類似する作用をもつ薬がない場合には、薬剤の値段を設定するための指標がないため高額になる可能性があるのです。

　しかし、国内で安全に使用できると認められた薬（承認薬）については、通常は公的医療保険が適用されるので、高額になった場合の自己負担額は高額療養費制度によって決められた上限額になります。また、治験については、試験薬の費用は製薬会社が負担します。

　主治医から新しい薬の提案を受けたら、その薬がどのような意味で新しいのか（新たに承認された薬なのか、治験薬としての薬なのか、臨床試験なのか、など）について説明を聞き、費用がどのぐらいかかるのかを確認するとよいでしょう。

信頼できる情報サイト

　患者がきちんと理解して治療を始められるような情報など、科学的な根拠に基づいてがんの治療や療養生活について調べられる公式な情報サイトは次のとおりです。インターネットでどの情報が信頼できるかわからず困っているときには、まず信頼できる情報サイトを見て、そこからリンクをたどってもよいでしょう。

◆国立がん研究センター　がん情報サービス

https://ganjoho.jp/public/index.html

　国立がん研究センターがん対策情報センターが運営しています。各種のがんの治療や臨床試験検索、食事や治療費、仕事を含む療養生活、病院情報など幅広くかつ信頼できる情報をまとめています。何を調べてよいかわからないときには、まずここを見てみましょう。

◆お住いの都道府県が運営するがんに関するホームページ

https://ganjoho.jp/public/support/prefectures/index.html

　がん情報サービスでは、各都道府県が提供しているがんに関するホームページや冊子の情報をまとめています。さまざまな形で地域に密着したがん対策が行われているため、ぜひご自分のお住まいの情報をチェックしてみてください。

◆静岡県立静岡がんセンター　処方別がん薬物療法説明書

https://www.scchr.jp/information-prescription.html

　各種がんごとに使用する薬の組み合わせ別に、治療法（治療期間・点滴スケジュールの目安）、副作用や対処・工夫について、かなり具体的で細やかに解説されています。

◆国立がん研究センター中央病院　生活の工夫カード

https://www.ncc.go.jp/jp/ncch/division/nursing/division/support_card/index.html

　薬物療法を含むがん治療の影響や、がんから生じる不快な症状に対して工夫できることが、1つずつわかりやすくカードにまとまっています。

第2章

がんの薬物療法
と
がんの種類

がん薬物療法とは

がんの三大治療

　がん治療には大きく3種類あり、「手術療法」「放射線治療」「薬物療法」です。そのなかでも抗がん薬を用いて、がん治療を行うことを「がん薬物療法」または「抗がん剤治療」といいます。

　がん薬物療法には、その目的に応じて手術前や手術後に行う**補助化学療法**、がんを治癒するために行う**根治療法**、進行や再発を抑えて生存期間の延長やQOL（Quality of Life：生活の質）の向上を目的とする**延命療法**があります。

がん薬物療法のいろいろ

💗 術前補助化学療法

　手術前に行うがん薬物療法は、腫瘍の大きさや量を減らし、手術で切除できる可能性を高めることを目的として行います。

💗 術後補助化学療法

　手術をした後に、手術切除範囲外に転移した可能性がある微小がん細胞に対して、がん薬物療法を行うことで、再発の可能性を軽減することを目的として行います。

💗 根治（治癒）療法

　急性リンパ性白血病やリンパ腫、胚細胞腫瘍などのがんにおいては、抗がん剤のみで治癒することが可能となっています。また、一部の肺がんでは、放射線治療とがん薬物療法を組み合わせて、根治を目指した治療が行われています。

💗 延命療法

　がん薬物療法は、多くのがんにおいて、がんの進行や再発を抑え、QOLを保つことを目的に行われています。手術ができない場合でも、がん薬物療法を行うことで生存期間の延長が期待できます。

薬の種類について

抗がん剤には内服薬もある

薬剤の形

　薬にはいろいろな剤形（カタチ）があります。

　内服薬（錠剤、カプセル、水薬、粉薬）、外用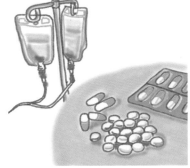
薬（貼り薬、軟膏、吸入薬、点眼薬、坐薬、うが
い薬など）、注射薬（静脈点滴、皮下注射、筋肉
注射など）があります。

内服薬と注射薬

　がん薬物療法では、注射薬単独の治療だけでなく、注射薬と内服薬を併用する治
療や、内服薬単独で治療することもあります。内服薬治療は、効果が弱いと思われ
がちですが、効果も十分期待できます。ただし、副作用の可能性もあるので、決め
られたとおりに服用することがとても重要です。

● OD錠

　薬の中には、OD錠といわれる製剤的に工夫がされているものもあります。

　OD錠とは、Orally Disintegrating Tabletsの略で口腔内崩壊錠といわれ、口
の中で速やかに溶けるため、水なしで服用することも可能です。

◆ 水なしで服用できるOD錠 ◆

水を加えて30秒ほどで崩壊

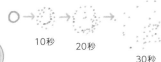

10秒　　20秒　　30秒

薬の素粒子が水
に溶けやすい物
質で包まれてお
り、苦味が軽減
されている

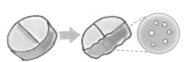

固さはほかの錠剤と変わ
らないが、崩壊性が高い

舌の上に置くだ
けで溶けるの
で、水なしで服
用できる

33

抗がん剤の種類

　抗がん剤とは、がん細胞を死滅させたり、増殖を抑えることのできる薬のことをいいます。現在、抗がん剤は、いくつかの種類に分類されています。殺細胞性抗がん剤（従来型の抗がん剤）、ホルモン剤、分子標的薬、免疫チェックポイント阻害薬があります。

殺細胞性抗がん剤（従来型の抗がん剤）

　がん細胞に対して、抗腫瘍効果があるかどうかを指標に開発された薬です。歴史は古く、悪性リンパ腫の代表的な治療法であるCHOP療法（シクロホスファミド、ドキソルビシン、ビンクリスチン、プレドニゾロンの4種の薬を使う治療法）は、1970年代から現在においても、標準治療として行われています。

　抗がん剤は、もともと自然界に存在しているさまざまな動・植物から作られ化学合成されています。

　ホームセンターなどで売られているニチニチソウも抗がん作用のある植物の1つです。最近では、神奈川県の三浦半島・油壺で採取されたクロイソカイメンから抽出され、抗がん剤となったものもあります。

♦ 抗がん剤のもとになっている動・植物の例 ♦

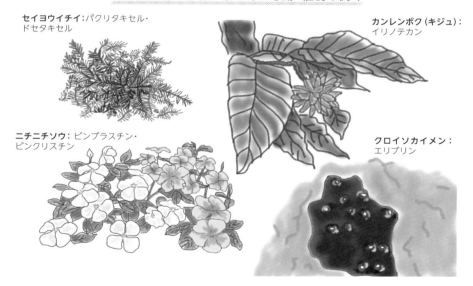

セイヨウイチイ：パクリタキセル・ドセタキセル

カンレンボク（キジュ）：イリノテカン

ニチニチソウ：ビンブラスチン・ビンクリスチン

クロイソカイメン：エリブリン

ホルモン剤

ホルモン依存性のがんには、乳がん、前立腺がんなどがあります。これらのがんは、ホルモン剤 (ホルモンの産生を抑える薬) を服用することで、がんの増殖を抑えることができます。

乳がんの患者さんの70%にホルモン感受性がみられ、ホルモン療法も重要な治療の１つになっています。

分子標的薬

がん細胞は、ある特定のたんぱく質をもっています。この性質を利用して作られたのが、分子標的薬で、がん細胞がもっている特定のたんぱく質のみに作用し、がんの増殖を抑制する働きがあります。従来型の抗がん剤と比べて効果が高く、副作用が少ないといわれています。

日本では、2001年に分子標的薬リツキシマブが承認され、現在でも悪性リンパ腫の標準治療薬となっています。また、手術以外の治療法がなかったGIST（消化管間質腫瘍）に対する分子標的薬であるイマチニブの登場は、良好な成績が報告され、新たな治療法を確立しました。

♦ 分子標的薬の働き ♦

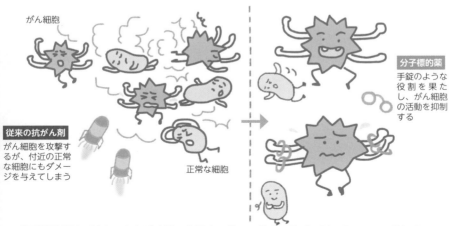

がん細胞

分子標的薬
手錠のような役割を果たし、がん細胞の活動を抑制する

従来の抗がん剤
がん細胞を攻撃するが、付近の正常な細胞にもダメージを与えてしまう

正常な細胞

分子標的薬は、特定のたんぱく質に作用する薬で、従来の抗がん剤と異なり、正常細胞には作用しないため、副作用の改善がはかられている

免疫チェックポイント阻害薬

　ヒトには、細菌やウイルス、がん細胞を排除しようとする機能があり、これを「免疫」といいます。この免疫機能が、がん細胞により弱められることで、がん細胞が増殖していくのです。そこで、本来ある免疫の力をもとどおりに働かせるための薬を、「免疫チェックポイント阻害薬」といいます。

◆ 健康な人の免疫のしくみ ◆

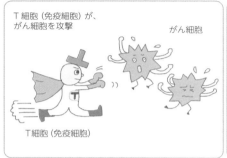

「免疫」とは、体の中に侵入してきた細菌やウイルスなどの異物に対して、身を守ろうとして異物を攻撃するしくみのことです。
がん免疫の場合は、T細胞が関与し、がん細胞を異物と認識して攻撃し、体内から排除しようとします。

◆ がん患者の免疫のしくみ ◆

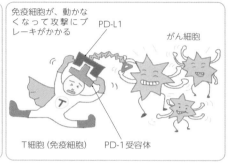

がん細胞は、攻撃してくるT細胞に対して、PD-L1という物質を作り出します。この物質がT細胞とくっついてしまうと、T細胞の働きにブレーキがかかってしまって、免疫機能が働かなくなってしまいます。そうすると、がん細胞を排除することができなくなり、どんどん増えていってしまうのです。

◆ 免疫チェックポイント阻害薬のしくみ ◆

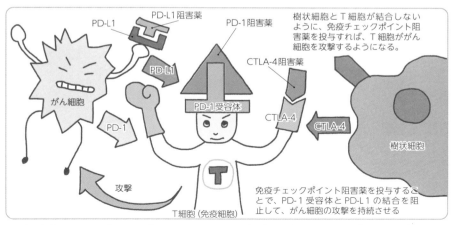

　がん細胞によってブレーキがかかってしまったT細胞は、免疫チェックポイント阻害薬を投与されることで再び活性化し、攻撃を持続することができます。

薬の名前について

一般名と商品名

　薬の名前には、一般名と商品名があります。一般名は、成分名ともいわれ、1つの薬剤に対して1つと決められており、世界で共通の名称となります。商品名は、各製薬メーカーが商品につけている名称で、同じ一般名に対していくつも商品名をもっている薬もあります。

　代表的な抗がん剤で一般名と商品名の違いをみてみましょう。

一般名	商品名
パクリタキセル	タキソール、パクリタキセル「サンド」など
シスプラチン	ランダ、 シスプラチン「マルコ」など
エトポシド	ベプシド、ラステット、エトポシド「SN」など
ゲムシタビン	ジェムザール、ゲムシタビン「ヤクルト」など
ニボルマブ	オプジーボ
トラスツズマブ	ハーセプチン、トラスツズマブ BS「NK」など
シクロホスファミド	エンドキサン

ジェネリック医薬品

　最近よく耳にするジェネリック医薬品は、一般名＋「会社名（略号）」で表記されています。ジェネリックは、新薬発売後一定の期間を経て開発されるもので、効果などについては新薬と同じものです。しかし、すべての薬にジェネリックがあるわけではありません。

　最近は、ジェネリック医薬品も増えてきて、一般名と商品名が似ていて混乱するものもあるので、一般名（成分名）なのか、商品名なのか、きちんと確認して混同しないように注意が必要です。

抗がん剤の歴史

♦ 抗がん剤の歴史（日本国内における発売年）♦

1962	シクロホスファミド ※1（殺細胞性抗がん剤）
1967	フルオロウラシル（殺細胞性抗がん剤）
1969	ブレオマイシン（殺細胞性抗がん剤）
1975	ドキソルビシン（殺細胞性抗がん剤）
1981	タモキシフェン（経口剤・飲み薬）
1984	シスプラチン（殺細胞性抗がん剤）
1987	エトポシド（殺細胞性抗がん剤）
1990	カルボプラチン（殺細胞性抗がん剤）
1994	イリノテカン（殺細胞性抗がん剤）
1997	パクリタキセル（殺細胞性抗がん剤）
1997	ドセタキセル（殺細胞性抗がん剤）
1999	ゲムシタビン（殺細胞性抗がん剤）
1999	ティーエスワン（殺細胞性抗がん剤）
2001	リツキシマブ（分子標的薬）
2001	アナストロゾール（経口剤・飲み薬）
2001	イマチニブ（分子標的薬）（経口剤・飲み薬）
2002	ゲフィチニブ（分子標的薬）（経口剤・飲み薬）
2003	カペシタビン（経口剤・飲み薬）
2004	トラスツズマブ（分子標的薬）
2007	ペメトレキセド（殺細胞性抗がん剤）
2007	ベバシズマブ（分子標的薬）
2008	サリドマイド（経口剤・飲み薬）※2
2010	アブラキサン®（殺細胞性抗がん剤）
2010	オキサリプラチン（殺細胞性抗がん剤）
2013	ペルツズマブ（分子標的薬）
2014	ロンサーフ配合錠®（経口剤・飲み薬）
2014	ニボルマブ ※3（免疫チェックポイント阻害薬）
2016	オシメルチニブ（分子標的薬）（経口剤・飲み薬）
2017	ペムブロリズマブ（免疫チェックポイント阻害薬）
2019	アテゾリズマブ（免疫チェックポイント阻害薬）

1970年代
プラチナ製剤が登場する

ホルモン薬に抗がん剤としての働きが見つかる

1980年以降
インターフェロンが抗がん剤として発展し始める

2000年以降
分子標的薬が登場

2015年以降
免疫チェックポイント阻害薬による治療が始まる

●※1　シクロホスファミド

　がん治療で使用されている抗がん剤の開発は、第二次世界大戦で使用されたナイトロジェンマスタード（イペリットガス）と呼ばれた毒ガスがきっかけともいわれています。

　ドイツ軍の攻撃を受けたアメリカの輸送船に乗船していた兵士が、目や皮膚に障害を負い、白血球の数値が下がり感染症にかかって亡くなりました。

　この出来事をきっかけに、ナイトロジェンマスタードの研究が行われるようになり、これが第二次世界大戦後より、白血病や悪性リンパ腫などの治療薬として使用されるようになりました。

　このナイトロジェンマスタードをより安全に使用できるように開発されたのが、抗がん剤の「シクロホスファミド」です。

●※2　サリドマイド

　サリドマイドは現在、再発または難治性の多発性骨髄腫の適応症をもつ飲み薬の抗がん剤です。

　この薬はもともと、1950年ごろから1960年代初めに世界で販売された鎮静・催眠剤です。日本でも、1957年に販売が開始され、妊婦のつわり止めとして使用されました。しかし、この薬の影響で多くの奇形児（サリドマイド児）が生まれ、胎児に影響があることがわかりました。その後、1962年に販売が停止され社会問題となりました。

　現在は、製薬企業、国との和解が成立し、厳格な管理体制のもと、多発性骨髄腫の治療薬として使用されています。

●※3　ニボルマブ／ペムブロリズマブ／アテゾリズマブ

　がんの治療では、手術（外科的治療）、放射線治療、抗がん剤治療が三大治療といわれていました。最近では、第4の治療法として、免疫チェックポイント阻害薬が登場しています。

　従来の抗がん剤治療では、がん細胞を抑え込むような抗がん作用を期待して投与してきました。ところが免疫チェックポイント阻害薬は、がん細胞によって抑えられている免疫力を取り戻すことで、がん細胞を死滅させるという治療法です。このメカニズムの解明に寄与したことにより、2018年には、『免疫チェックポイント阻害因子の発見と応用』で、本庶佑氏がノーベル医学・生理学賞を受賞しています。

がん薬物療法の治療方法

同じがんでも治療薬が異なることもある

　これまでのがん薬物療法では、臓器別に（肺がん、胃がん、乳がんなど）治療することが一般的でした。

　最近では、臓器だけでなく、組織型（腺がん、扁平上皮がんなど）や遺伝子情報（EGFR、RAS、Met、HER2など）を加味して診断が行われるため、治療法もさまざまで、同じ臓器のがんでも使用される薬が異なることがあります。

　2000年以前は、「殺細胞性抗がん剤」による治療をした場合と、治療をしなかった場合とを比較した複数の臨床試験の結果により、生存の延長が報告された「殺細胞性抗がん剤」による治療が主流でした。

　2000年以降は、「分子標的薬」が登場したこともあり、遺伝子情報に基づく個別化医療の時代へと変化してきました。さらに、2015年以降は、腫瘍免疫の調節機能が解明され、「免疫チェックポイント阻害薬」という新しい薬による治療も始まりました。

抗がん剤のレジメンについて

　がん薬物療法におけるレジメンとは、抗がん剤の種類と投与量、投与期間、投与順序、抗がん剤以外の点滴（吐き気止めなど）について時系列で記載された計画書のことをいいます。

　多くの施設において、複数の医療スタッフ（医師、薬剤師、看護師など）の意見をもとに、レジメンは登録されています。このように、がん薬物療法はチーム医療の一環として行われています。

　このレジメンに基づいて、患者さん向けの説明書が作成されています。

♦ レジメン登録票と患者さん向けの説明書の例 ♦

化学療法レジメン票（GX入力用）　　　　　　　　　　　　　　　　　　（　1　）日目

レジメン名　Atezo＋Car＋Pac＋Bev		申請医師名				
		1コースの期間		21日間		

まるめ設定を病院規定の桁数で行わない場合は右欄に記載してください：

最大投与量を個別に規定する場合は右欄に記載してください：

投与順	点滴手技	輸液	混注する薬剤	1回投与量	注入時間	コメント
1	点滴（キープ1）	生理食塩液100mL				血管確保用、収容後残廃棄
2	側管（1）	生理食塩液250mL	テセントリク®点滴静注	1200mg	1時間	0.2μmのインラインフィルターを使用　初回60分。次回以降は30分で投与可能
3	側管（2）	生理食塩液50mL				全開
4	前投薬	レスタミンコーワ錠10mg		5錠		パクリタキセル投与30分前に内服
5	側管（3）	アロキシ静注0.75mgバッグ	デキサート16.5mgラニチジン50mg		30分	
6	側管（4）	生理食塩液500mL	パクリタキセル	200mg/m³	3時間	0.2μmのインラインフィルターを使用
7	側管（5）	生理食塩液250mL	カルボプラチン	AUC＝6	1時間	
8	側管（6）	生理食塩液100mL	アバスチン®	15mg/kg		初回90分、2回目60分、3回目以降30分
9	側管（7）	生理食塩液50mL				全開
10	□主管（　）□側管（　）	生理食塩液50mL				

♦ CHOP療法の投与スケジュールと副作用について ♦

CHOP療法の治療は、1クール3週間間隔で、通常は6〜8クール行います。

1日目にエンドキサン、アドリアシン、オンコビンの3種類の薬を点滴で投与し、プレドニゾロン錠（飲み薬）を5日間服用します。

＊下の表の●が投与される薬を表しています。

	1日目	2日目	3日目	4日目	5日目	6〜21日目
シクロホスファミド	●					休薬
ドキソルビシン	●					
ビンクリスチン	●					
プレドニゾロン	●	●	●	●	●	

当日：アレルギー反応、吐き気
当日〜1週間：吐き気、便秘

1週間〜数週間：骨髄抑制、脱毛

＊そのほかに、不整脈、心筋障害、しびれ、色素沈着、肝障害などが起こることもあります。

抗がん剤の
主作用（効果）と副作用

薬の主作用と副作用

　薬には、主作用（効果）と副作用があります。主作用とは、病気を治したり、症状を軽くすることを意味し、副作用は、期待した目的以外の症状を意味します。

　殺細胞性抗がん剤（従来型の抗がん剤）と分子標的薬やホルモン療法薬では、主作用と副作用が起こる投与レベル（投与量）に違いがあります。分子標的薬やホルモン療法薬は、効果が期待できる投与レベルと副作用が発生する投与レベルに開きがあり、副作用の頻度は少ないことが予想されます。

　一方、殺細胞性抗がん剤では、効果の期待できる投与量と副作用が発生するレベルが近接しています。そのため、抗がん剤治療において、副作用をいかにコントロールするかが重要となります。

♦ 一般薬と殺細胞性抗がん剤の投与レベルの違い ♦

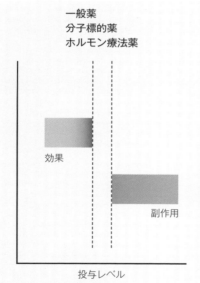

分子標的薬やホルモン療法薬は、薬の効果が期待できる投与レベルと、副作用が起こる投与レベルに開きがあるため、副作用の起こる頻度が少なくなると予想される

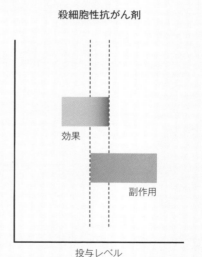

殺細胞性抗がん剤では、主作用を期待できる量の投与を行うと、副作用が起こることが予想される

42

支持療法とは

支持療法と副作用

　抗がん剤による副作用の予防や軽減を目的とする治療のことを支持療法といいます。

　最近では、がん対策推進基本計画でも、実施すべき施策として、緩和ケアと並び支持療法に注目が集まっています。

　がん薬物療法の代表的な副作用として、悪心・嘔吐 (吐き気)、骨髄抑制 (白血球減少、血小板減少など)、末梢神経障害 (しびれ)、皮膚障害 (ざそう様皮疹、手足症候群) などがあります。これらの支持療法を適切に行うことで、治療効果を高め、治癒や延命にも効果的だったとの報告があります。

　下図は、推奨された投与量と実際の投与量の違いにより、生存率に違いがでたことを示しています。このことから、特に治癒を目指す治療においては、支持療法を適切に行い、推奨用量で治療を行うことが生存率に影響することを示しています。

　また、早期から緩和ケアを実践することで、生存期間を延長したとの報告があり、疼痛コントロールを適切に行うことも大切です。

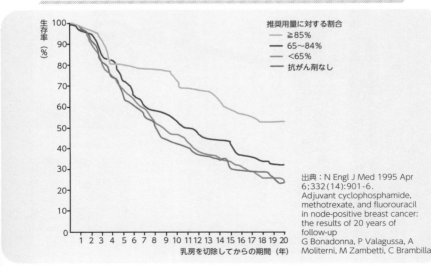

◆ 投与量による生存率の違い (乳がん患者の抗がん剤投与20年の経過観察) ◆

推奨用量に対する割合
— ≧85%
— 65〜84%
— <65%
— 抗がん剤なし

出典：N Engl J Med 1995 Apr 6;332(14):901-6. Adjuvant cyclophosphamide, methotrexate, and fluorouracil in node-positive breast cancer: the results of 20 years of follow-up
G Bonadonna, P Valagussa, A Moliterni, M Zambetti, C Brambilla

胃がん

～胃の内側の粘膜に発生し、胃壁の外側へ向かって進行する悪性腫瘍～

胃がんとは

　胃がんは、胃の内側の粘膜に発生し、胃壁の外側へ向かって進行します。最近では、根治が望める早期がんでの発見が増え、死亡率は低下しています。その一方で、罹患率（り かん）は第1位で高齢になるほど増え、女性より男性に多いがんです。

胃の構造と機能

　胃がんは、胃の壁の内側を覆う粘膜の細胞が何らかの原因でがん細胞となり、無秩序に増えていくことで発生します。がんが大きくなるにしたがい、徐々に外側へと深く進んでいきます。がんがより深く進むと、漿膜（しょうまく）の外側まで達します。

　このようにがんが周囲に広がっていくことを浸潤（しんじゅん）といいます。また、がん細胞がリンパ液や血液の流れに乗って、離れた臓器でとどまって増える転移が起こることがあります。また、漿膜の外側を越えて、おなかの中にがん細胞が散らばる

◆ 胃のしくみ ◆

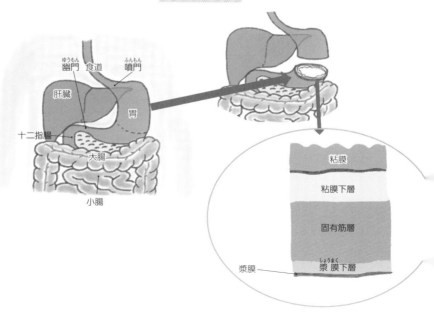

幽門（ゆうもん）　食道　噴門（ふんもん）

肝臓

胃

十二指腸

大腸

小腸

粘膜

粘膜下層

固有筋層

漿膜（しょうまく）

漿 膜下層（しょうまく）

腹膜播種が起こることがあります。

　がんが粘膜下層までにとどまり、転移の可能性が低い場合を「早期胃がん」、そうでない場合を「進行胃がん」といいます。

胃がんの症状

　多くは無症状ですが、症状として現れる代表的なものは、吐き気、食欲不振、胃（みぞおち）の痛み、不快感、違和感、胸焼けなどがあります。また、胃がんからの出血がもとで起こる貧血や黒い便が、発見のきっかけになる場合もあります。

　がんの進行に伴い体重減少、倦怠感や背部痛、胃潰瘍の症状が現れることもあります。

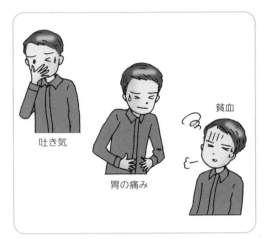

貧血

吐き気

胃の痛み

胃がんの検査

　胃がんが疑われた場合、精密検査としてX線検査（バリウム検査）、内視鏡検査、組織を採取して調べる生検・病理検査を行います。また、CT検査やMRI検査で胃がんの広がりを診断します。

　さらにこのほか、必要に応じてPET検査を行うこともあります。

胃がんの病期分類

　胃がんの病期（ステージ）は、がんが胃壁に潜り込んでいる程度（深達度）とリンパ節やほかの臓器への転移の状態などで判定されますが、正確には手術後の病理検査によって確定されます。治療方針は、病期に応じて決められています。

　病期（ステージ）とは、がんの進み具合を分類したもので、TNM分類といわれるものを組み合わせて決まります。

♦ TNM分類 ♦

T（原発腫瘍）	がんの深さ（胃の内側の粘膜から外側の粘膜の、どのぐらいまで達しているのか）
N（所属リンパ節）	胃の周りのリンパ節への転移の状況
M（遠隔転移）	遠くの臓器への転移の状況

　胃がんでは、病理検査（生検）により確定診断が行われると、内視鏡検査やCT検査、腹部超音波検査などの結果から総合的に評価・判定し、臨床病期を決定します。

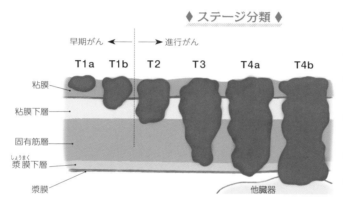

♦ ステージ分類 ♦

早期がん ← | → 進行がん

T1a　T1b　T2　T3　T4a　T4b

粘膜
粘膜下層
固有筋層
漿膜下層
漿膜

他臓器

T1a：がんが、粘膜層にとどまっている
T1b：がんが、粘膜下層にとどまっている
T2：がんが筋層に入り込んでいる、あるいは浸潤している
T3：がんが筋層を越えて、漿膜下組織に浸潤している
T4a：がんが漿膜を越えて、胃の表面に出ている
T4b：がんが胃の表面に出て、ほかの臓器にも広がっている

遠隔転移	リンパ節転移	T1a／T1b、T2	T3、T4a	T4b
M0（なし）	N0（なし）	Ⅰ	ⅡB	ⅣA
	N+（あり）	ⅡA	Ⅲ	
M1（あり）	有無にかかわらず		ⅣB	

日本胃癌学会編「胃癌取扱い規約第15版（2017年10月）」（金原出版）より作成

胃がんの治療

　胃がんの治療法には、「内視鏡的治療」「手術（外科的治療）」「薬物療法（化学療法）」などがあります。どのような形で治療するかは、がんの進行の程度（病期）によって決めていきます。

46

薬物療法

　薬物療法による胃がんの完全治癒は困難とされています。そのため、がんの状態や、患者さんの全身の状態に合わせて、さまざまな薬を単独で使用したり、組み合わせて使います。薬物療法に使う薬には、殺細胞性抗がん剤、分子標的薬、免疫チェックポイント阻害薬があります。手術前に腫瘍を小さくするなどの目的で行う術前化学療法の有効性については、臨床試験により検証が行われています。

術後補助化学療法
手術で肉眼的にがんを完全に切除すること（根治切除）ができても、画像検査や肉眼ではわからないような微少ながんが転移している可能性があります。それらを死滅させ、手術後の再発予防を目的に行われます。
切除不能進行がん・再発に対する化学療法
遠隔転移がある進行がんや、手術でがんを完全に切除することが難しい場合や、がんが再発した場合に行います。 薬だけでがんを完全に治すことは困難ですが、がんの進行を抑えることができれば、生存期間が延長できたり、症状を和らげたりすることがわかっています。患者さんのがんや体の状況、化学療法で想定される副作用、点滴の必要性、入院が必要かどうか、どのぐらい通院できるかなどについて、担当医と患者さんで話し合い、どのような薬を使うかを決めていきます。

 胃がんの標準的治療

　現在、初回の化学療法として推奨されているものには、S-1（またはカペシタビン）＋シスプラチン併用療法、S-1（またはカペシタビン）＋オキサリプラチン併用療法、FOLFOX療法があります。また胃がんの組織でHER2タンパクが陽性の場合にはトラスツズマブを加えた治療も行われます。

　効果が不十分な場合や副作用により治療の変更が必要となった場合に、パクリタキセル＋ラムシルマブ併用療法やニボルマブ療法、トリフルリジン・チピラシル塩酸塩の内服治療などがあります。

肺がん　〜気管や気管支、肺胞の細胞が悪性腫瘍化したもの〜

肺がんとは

　肺がんは、気管や気管支、肺胞の細胞ががん化したものです。発生した部位ごとに中心型と末梢型に、さらに組織ごとに非小細胞肺がんと小細胞肺がんに分けられます。

　肺がんは、空気の通り道である気管や気管支、ガス交換の場である肺胞の細胞が何らかの原因でがん化したものです。非小細胞肺がん（腺がん、大細胞がん、扁平上皮がん）と小細胞肺がんに分けられ、それぞれ性質や経過、治療方法はもちろん治療効果も異なります。肺がんのなかでも約85％は非小細胞肺がんで、最も多いのが腺がんです。

　主な原因は喫煙です。扁平上皮がんと小細胞肺がんは喫煙と深く関係しています。しかし、腺がん、大細胞がんは喫煙との関連が低いといわれ、非喫煙者でも発症します。肺がんの罹患率は40歳代後半から増え始め、高齢になるほど高くなります。無症状のうちに進行し、ほかのがんよりも転移しやすいため、治りにくいがんの1つであるといわれています。

♦ 肺のしくみ ♦

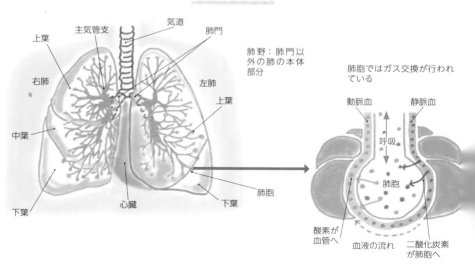

上葉　主気管支　気道　肺門

右肺

中葉

下葉　心臓　下葉

左肺　上葉

肺胞

肺野：肺門以外の肺の本体部分

肺胞ではガス交換が行われている

動脈血　静脈血

呼吸

肺胞

酸素が血管へ　血液の流れ　二酸化炭素が肺胞へ

分類		主に発生する部位	特徴
小細胞肺がん	小細胞がん	肺野・肺門	・喫煙との関連性が高い ・増殖するのが早い ・転移しやすい
非小細胞肺がん	腺がん	肺野	・症状が現れにくい ・肺がんの中で発症率がいちばん高い
	扁平上皮がん	肺門	・喫煙との関連性が高い ・血痰、咳などの症状がある
	大細胞がん	肺野	・増殖するのが早い

肺がんの症状

　基本的には無症状なことが多いですが、がんの進行によってはいくつかの症状が現れます。例えば、血痰、慢性的な咳、喘鳴、胸痛、体重減少、食欲不振、息切れなどが起こることがあります。

　腫瘍が成長していくと、気道は閉塞・狭窄し、無気肺になったり肺炎を生じやすくなります。

肺がんの種類

　肺がんは、小細胞がんと非小細胞肺がんの2種類に分類されます。

肺がんの種類	特徴	頻度
小細胞肺がん	中枢側の気管支から発生することが多い	10～15%
	急速に大きくなって進展し、リンパ節やほかの臓器に転移しやすい	
	悪性度が高い	
	男性に多く、喫煙との関係が大きい	
	化学療法、放射線治療の効果がある	
	予後不良	

非小細胞肺がん	腺がん	肺の末梢側に発生することが多い	85〜90%
		女性で非喫煙者に発生することが多い	
	扁平上皮がん	中枢側の気管支から発生することが多い	
		血痰や咳といった症状が出やすい	
		男性に多く、喫煙との関係が大きい	
	大細胞がん	急速に大きくなって進展する	
		末梢気道から発生する	
		症状が現れにくい	
		扁平上皮がんにも腺がんにも分化が証明されない	

肺がんの組織分類・病期分類

　肺がんの病期（ステージ）は、次の3項目（TNM分類）を組み合わせることで決められています (右図を参照)。

♦ TNM分類（肺がんの組織分類）♦

T（原発腫瘍）	原発巣の大きさや周囲の組織との関係
N（所属リンパ節）	胸部のリンパ節転移の程度
M（遠隔転移）	原発巣以外の肺転移や胸水、その他の臓器への遠隔転移の有無

肺がんの検査

　肺がんは、胸部X線検査、喀痰細胞診、胸部CT検査、PET-CT検査、MRI検査、骨シンチグラフィ、バイオマーカー検査、気管支鏡検査などのほか、必要に応じて胸水穿刺細胞診などを追加し、がんが疑われる場所から採取した組織や細胞を顕微鏡で観察し、がんであることを確認して確定します。

Tis	上皮内がん、肺野に腫瘍がある場合は、充実成分*の大きさが0cm、かつ病変の大きさが3cm以下
T1	充実成分の大きさが3cm以下、かつ肺または臓側胸膜に覆われ、葉気管支より中枢への浸潤が気管支鏡上認められない（すなわち、主気管支に及んでいない）
T1mi	微少浸潤性腺がんで、充実成分の大きさが0.5cm以下、かつ病変の大きさが3cm以下
T1a	充実成分の大きさが1cm以下で、TisやT1miには相当しない
T1b	充実成分の大きさが1cmを超え、2cm以下
T1c	充実成分の大きさが2cmを超え、3cm以下
T2	充実成分の大きさが3cmを超え、5cm以下、または充実成分の大きさが3cm以下でも次のいずれかであるもの *主気管支に及ぶが、気管分岐部には及ばない *臓側胸膜に浸潤がある *肺門まで連続する部分的、または片側全体の無気肺か閉塞性肺炎がある
T2a	充実成分の大きさが3cmを超え、4cm以下
T2b	充実成分の大きさが4cmを超え、5cm以下
T3	充実成分の大きさが5cmを超え7cm以下、または充実成分の大きさが5cm以下でも次のいずれかであるもの *壁側胸膜、胸壁、横隔神経、心膜のいずれかに直接浸潤がある *同一の肺葉内で離れたところに腫瘍がある
T4	充実成分の大きさが7cmを超える または、同側の異なった肺葉内で離れたところに腫瘍がある または、大きさを問わず横隔膜、縦隔、心臓、大血管、気管、反回神経、食道、錐体、気管分岐部への浸潤がある

＊充実成分：CT検査などによって、病変内部の肺血管の形がわからない程度の高い吸収値を示す部分のこと。これに対し、病変内部の肺血管の形がわかる程度の吸収値を示す部分をすりガラス成分という
＊病変の大きさ：充実成分、及びすりガラス成分を含めた腫瘍全体の最大径のこと

N0	所属リンパ節への転移がない
N1	同側の気管支周囲、かつ（または）同側肺門、肺内リンパ節への転移で原発腫瘍の直接浸潤を含める
N2	同側縦隔、かつ（または）気管分岐下リンパ節への転移がある
N3	対側縦隔、対側肺門、同側あるいは対側の鎖骨の上あたりにあるリンパ節への転移がある

M0	遠隔転移がない
M1	遠隔転移がある
M1a	対側肺内の離れたところに腫瘍がある、胸膜または心臓への転移、悪性胸水がある、悪性心嚢水がある
M1b	肺以外の一臓器への単発遠隔転移がある
M1c	肺以外の多臓器への多発遠隔転移がある

	T1mi	T1a	T1b	T1c	T2a	T2b	T3	T4
N0	ⅠA1	ⅠA2	ⅠA3	ⅠB	ⅡA	ⅡB	ⅢA
N1			ⅡB				ⅢA
N2			ⅢA				ⅢB
N3			ⅢB				ⅢC
M1a			ⅣA				
M1b			ⅣA				
M1c			ⅣB				

TNMの3項目の組み合わせで、ステージが決められます。ステージには、Ⅰ〜Ⅳまでであり、そのなかでもABCと分けられています。

日本肺癌学会編「臨床・病理　肺癌取扱い規約2017年1月（第8版）」（金原出版）より作成

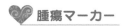 **腫瘍マーカー**

　肺がんが疑われるときは、SLX、CEA、SCC、CYFRA、NSE、ProGRPなどの腫瘍マーカーを調べます。これらの数値が高値を示すときは、がんが存在する可能性を表しています。また、これらの数値は、治療後の効果について調べる目安にもなります。

♦ 腫瘍マーカーの検査基準値 ♦

SLX	38 U/mL 以下	CYFRA	2 ng/mL 以下
CEA	5 ng/mL 以下	NSE	10 ng/mL 以下
SCC	1.5 ng/mL 以下	ProGRP	81 pg/mL 未満

 バイオマーカー検査

　バイオマーカーとは、生体内にあるたんぱく質や遺伝子などの物質で、病気の変化や治療効果について指標となるものです。

　バイオマーカー検査には、がん遺伝子検査、PD-L1検査、腫瘍マーカー検査（前出）などがあります。

病理検査・病理診断

　生検ともいいます。がんが疑われる細胞や組織を採取して調べる検査です。喀痰細胞診、気管支鏡下検査、経皮的針生検などがあります。

肺がんの治療

肺がんの治療は、大きく3種類に大別されます。

局所療法	肺がんそのものを治療する、手術（外科的治療）や放射線治療など
全身療法	全身に広がったがんを治療する薬物療法などの全身療法
集学的治療	局所療法と全身療法を組み合わせる治療

実際の治療は、まず放射線治療や薬物療法への反応が異なる非小細胞肺がんと小細胞肺がんで分けられます。

💗 非小細胞肺がんの場合

非小細胞肺がんは、早期から転移しやすいわけではないものの放射線治療、薬物療法が効きにくいため、Ⅰ、Ⅱ期の早期症例には手術を選択します。

💗 小細胞肺がんの場合

小細胞肺がんは早期から転移しやすく、薬物療法が効きやすいため、早期でも薬物療法を選択すべきだと考えられています。ただし、早期のⅠ期では手術を選択することもあり、各病期に応じた治療法が勧められています。

💗 自分で納得できる治療法を選ぶことが大切

集学的治療が進行期だけでなく、比較的早期の肺がんに対して確実に治すために試みられたりしています。また緩和ケアが、放射線治療や薬物療法と並行しながら、治療に伴う痛みや呼吸困難を軽くするために行われたりなど、バリエーションに富んでいます。

重要なことは、患者さん自身が担当医とよく相談することです。その際、担当医から説明された診断や治療方針に納得がいかないときや、さらに情報がほしいときなどは、セカンドオピニオン（別の医師の意見を求める方法）を利用したりして、自分自身の状態を理解し、納得したうえでベストな治療法を選ぶことが大切です。

♦ 小細胞肺がんのステージ分類 ♦

限局型	病巣が片方の肺に限局している
	反対側の縦隔および鎖骨上窩リンパ節までに限られている
進展型	「限局型」の範囲を超えてがんが進行している

💗 肺がんの薬物療法

転移しやすいといわれている肺がんでは、薬物療法がとても有効的です。使用する抗がん剤は、「殺細胞性抗がん剤」「分子標的薬」「免疫チェックポイント阻害

薬」などです。治療後の再発や転移を予防する目的で、手術や放射線治療と組み合わせて行うこともあります。転移の状態によって治療法も違い、転移の可能性が局所的である場合は、手術や放射線治療だけになります。

抗がん剤治療となる場合
リンパ節に転移、あるいは鎖骨上窩まで広がり、手術では取りきれない
転移はないが、再発や転移の可能性が高い
遠隔転移があって、手術では取りきれない
術後の補助療法として

 ## 肺がんの標準的治療

小細胞肺がんは、進行が早く転移しやすいがんですが、薬物療法や放射線治療が効きやすく、2剤併用薬物療法と同時に胸部放射線照射を行うことが標準治療となります。

薬物療法や放射線治療によく反応し、これらの治療がよく効きます。そのため、手術適応はⅠ期のみで、手術後に薬物療法が追加されます。これが「術後補助化学療法」です。

Ⅱ期以降の治療の主体は、薬物療法になります。小細胞がんに用いられる標準治療として、シスプラチン＋エトポシド (PE療法)、シスプラチン＋イリノテカン (IP療法) があります。

また、非小細胞肺がんに対しては、シスプラチン＋ビノレルビン療法、テガフール・ウラシル、分子標的薬のゲフィチニブ、エルロチニブなどがあります。

大腸がん　～大腸（結腸・直腸・肛門）に発生する悪性腫瘍～

大腸がんとは

　大腸がんは、腺腫（良性のポリープ）ががん化して発生するものと、正常な粘膜から発生するものがあります。日本人の場合は、がんができやすいのは、S状結腸と直腸といわれています。

　大腸がんは、進行すると大腸の壁の外まで広がって腹腔内に散らばったりします。さらに、リンパ液や血液の流れに乗って、リンパ節や肝臓、肺などほかの臓器に転移することもあります。

　大腸がんは、やや男性に多い傾向で、30代前半から増えていき、高齢になるほど多くなります。

大腸がんの症状

　症状として主なものは、血便、下血（赤または赤黒い便、便に血液が付着）、下痢と便秘の繰り返し、便が細い、残便感、体重減少などです。

　がんが進行すると、貧血、便秘、おなかが張るなどの症状が出ることがあります。さらに進行すると腸閉塞（イレウス）や、腹痛、嘔吐などの症状も出てきます。大腸がんの転移のほうが、肺や肝臓の腫瘤として症状よりも先に発見されることもあります。

♦ 大腸の構造 ♦

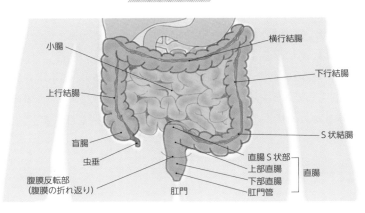

小腸　横行結腸　下行結腸　上行結腸　S状結腸　盲腸　虫垂　直腸S状部　上部直腸　下部直腸　直腸　腹膜反転部（腹膜の折り返り）　肛門　肛門管

大腸がんの検査

　大腸がん検診（便潜血検査）が陽性の場合や、血便や便通異常などの自覚症状がある場合には、内視鏡検査を行い、大腸がんがあるかどうかを診断します。そのほか、がんの進み具合を調べるためにCTやMRIなどの画像検査も行います。

　大腸がんを調べるための検査には、直腸診、注腸造影検査、大腸内視鏡検査、CTコロノグラフィ検査（大腸3D-CT検査）、カプセル内視鏡検査、CT検査、MRI検査、PET-CT検査などがあります。

 腫瘍マーカー検査

　腫瘍マーカーは、血液検査の項目で、がんが存在していると数値が高値（陽性）を示すなどの異常が現れます。がんがあっても数値が上昇しなかったり、がんがなくても上昇したりするので、これだけでがんの有無は判断できません。通常は、手術後の再発のチェックや薬物療法の効果判定の補助に用いられます。

◆ **腫瘍マーカーの検査基準値** ◆

CEA	5 ng/mL 以下	CA19-9	37 U/mL 以下

大腸がんの治療

　大腸がんの治療には、「内視鏡治療」「手術（外科的治療）」「薬物療法」「放射線治療」などがあります。治療法は、がんの病期や、患者さんの体の状態、年齢、ほかの病気の有無などを考慮して決めていきます。

　内視鏡治療、手術（外科的治療）は、がんが切除できる場合に行います。切除できない場合は、薬物療法を中心とした治療になります。

　大腸がんの進み具合は、がんの深達度、リンパ節転移の程度、ほかの臓器への転移の有無によって、5段階の病期（ステージ）に分類されます。治療を始めるにあたって、まずはがんの進み具合を正確に知っておく必要があります。

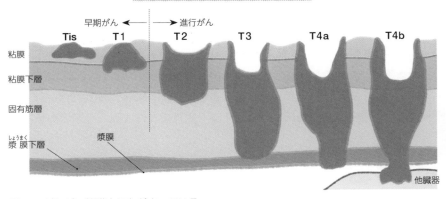

◆ 大腸がんの進行度（深達度）◆

Tis ： がんが、粘膜内にとどまっている
T1 ： がんが、粘膜下層にとどまっている
T2 ： がんが固有筋層にとどまっている
T3 ： がんが固有筋層を越えて、漿膜下層、または外膜までにとどまっている
T4a ： がんが漿膜を越えている
T4b ： がんが大腸周囲のほかの臓器にまで達している

大腸癌研究会編「患者さんのための大腸癌治療ガイドライン 2014年版」（金原出版）より作成

◆ 大腸がんの病期（ステージ）◆

0 期	がんが粘膜内にとどまっている
I 期	がんが固有筋層にとどまっている
II 期	がんが固有筋層の外まで浸潤している
III 期	リンパ節転移がある
IV 期	肝転移や肺転移などの血行性転移、または腹膜播種がある

大腸癌研究会編「患者さんのための大腸癌治療ガイドライン 2014年版」（金原出版）より作成

🍀 0 期〜 III 期の場合

　がんの状態を判断し、切除できる場合には内視鏡治療または手術（外科的治療）を行います。

🍀 IV 期の場合

　がんの進行の状態などを検討しながら、治療方法を総合的に判断します。切除できない場合は、薬物療法を中心とした治療になります。

大腸がんの薬物療法

　大腸がんにおける薬物療法とは、いわゆる抗がん剤治療のことで、がん細胞の増殖を抑えたり死滅させたりします。抗がん剤には殺細胞性抗がん剤や分子標的薬、免疫チェックポイント阻害薬などがあります。

　手術後再発予防のため期間限定で行う場合と、転移・再発を起こしたときに延命を目的として継続的に行う場合があります。転移や再発の際には大腸がん遺伝子検査で分子標的薬や免疫チェックポイント阻害薬が使えるかを調べます。治療は外来通院で行うことが一般的です。

大腸がんの標準的治療

　殺細胞性抗がん剤として5-FU（同効内服薬としてカペシタビンやS-1）、オキサリプラチン、イリノテカン、トリフルリジン・チピラシルがあります。

　分子標的薬としては血管新生阻害薬であるベバシズマブ、ラムシルマブ、アフリベルセプトベータや抗EGFR抗体であるセツキシマブ、パニツムマブ、そしてBRAF阻害薬であるエンコラフェニブ、MEK阻害薬であるビニメチニブがあります。免疫チェックポイント阻害薬としてペムブロリズマブ、ニボルマブ、イピリムマブがあります。

　がん遺伝子検査結果やがん本体の局在、患者さん本人の全身状態を考慮して、これら複数の薬剤を単独ないしは組み合わせて使用します。また転移・再発に対しては初回の1次治療が無効となった後の2次治療、その後の3次治療、4次治療など治療をつなぐことで、より延命ができるようになるとされています。

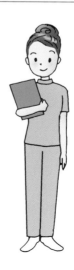

肝臓がん　〜慢性肝疾患が長期間続くと肝細胞が がん化する〜

肝臓がんとは

　肝臓がんの原因としては、B型肝炎ウイルス、C型肝炎ウイルス、アルコール性肝障害、脂肪肝などといわれています。

　肝臓がんは、肝炎ウイルス、アルコール性肝障害や脂肪肝などによって炎症が長期にわたり続くことで肝細胞の破壊・再生が繰り返され、遺伝子が傷ついてがん化するために発症すると考えられています。

　日本では、年間約3万5000人が新たに肝臓がんと診断を受け、そのほとんどは高齢者で男女比は3対1と男性に多く、東日本より西日本に多いことが知られています。

肝臓がんの症状

　肝臓は、がんの初期では自覚症状がほとんど現れないことからも、「沈黙の臓器」といわれています。肝細胞がんは、定期検診や、ほかの病気で受けた検査などで偶然発見されることも少なくありません。がんが進行すると、痛み、腹部のしこり、圧迫感などの症状が現れたりもします。

肝臓がんの種類

　肝臓にできるがんは、原発性（肝細胞がんと肝内胆管がん［胆管細胞がん］）と転移性（他臓器からの肝臓への転移）の2つに分かれます。

肝臓がんの病期分類

　肝臓がんの多くは、肝細胞がんです。肝細胞がんの病期は、がんの大きさ、個数、がんの状態、他臓器への転移があるか、などで決まります。

　病期の分類にはいくつかの種類がありますが、多くはTNM悪性腫瘍の分類（UICC）を用いています。分類法によって、同じステージでも種類が異なることもあります。

肝臓がんの検査

　肝臓がんの検査は、超音波（エコー）検査や、CT検査、MRI検査の画像検査と、腫瘍マーカー検査を組み合わせて行います。また、悪性か良性かの区別をするために針生検を行うことがあります。

　治療方針の検討には、血液検査で肝機能を調べたり、肝硬変に起因する胃食道静脈瘤の程度を評価するために内視鏡検査を行うこともあります。

♦ 肝臓がんの病期（ステージ）分類 ♦

	T1a	T1b	T2	T3	T4
	血管内にがんが入り込んでいるかに関係なく、最大径が2cm以下の腫瘍が1つある	血管内にがんが入り込んでいるかに関係なく、最大径が2cmを超える腫瘍が1つある	血管内にがんが入り込んでいて、最大径が2cmを超える腫瘍が1つ、または最大径が5cm以下の腫瘍が2つ以上ある	最大径が5cmを超える腫瘍が2つ以上ある	門脈もしくは肝静脈の大分枝に浸潤する腫瘍、または胆のう以外の隣接臓器（横隔膜含む）に直接浸潤する腫瘍、または臓側腹膜を貫通する腫瘍がある
N0 ＊領域リンパ節転移がない	ⅠA	ⅠB	Ⅱ	ⅢA	ⅢB
N1 領域リンパ節転移がある	ⅣA				
M1 遠隔転移がある	ⅣB				

＊領域リンパ節：肝細胞がんの領域リンパ節は、肝門部リンパ節、固有肝動脈に沿う肝臓リンパ節、門脈に沿う門脈周囲リンパ節、下横隔リンパ節、および大静脈リンパ節

UICC日本委員会TNM委員会訳「TNM悪性腫瘍の分類 第8版 日本語版（2017年）」（金原出版）より作成

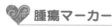 腫瘍マーカー

　腫瘍マーカーは、血液検査の項目で、がんが存在していると数値が高値（陽性）を示すなどの異常が現れます。がんの大きさによって数値が変動し、大きくなる

と数値も上昇します。これは、がんの診断の目安や、治療効果の指標、再発したかどうかの診断に使われます。

♦ 肝臓がんの腫瘍マーカー検査基準値 ♦

AFP	10ng /mL 以下	AFP-L3	L3 分画 10.0%未満	PIVKA- Ⅱ	40m AU /mL

肝臓がんの3大療法

　肝臓がんには「切除 (手術)」「局所療法 (穿刺療法)」「塞栓療法 (肝動脈塞栓術)」という3つの大きな治療法があります。

　これらの治療法は、「肝臓がんの3大療法」といわれ、がんの状態や患者さんの体の状態などを十分考慮したうえで選択されます。

肝臓がんの薬物療法

肝臓がんの薬物療法には、「塞栓療法」と「全身化学療法」があります。

塞栓療法	一般的に腫瘍の数が多く、切除や局所療法が難しい患者さんに対して行われる
全身化学療法	塞栓療法で効果が期待できない患者さんに対して行われる

💜 塞栓療法

　肝臓がんに栄養や酸素を供給している血管を塞いで血流を遮断し、がんを兵糧攻めの状態にしてしまう治療法です。栄養や酸素が供給されなくなったがんは、壊死して小さくなります。この塞栓療法には肝動脈塞栓療法 (TAE) と、肝動脈化学塞栓療法 (TACE) があります。

🔖 肝動脈塞栓療法 (TAE)

　血管造影に用いたカテーテルから塞栓物質を注入して肝動脈を詰まらせます。

🔖 肝動脈化学塞栓療法 (TACE)

　血管造影に用いたカテーテルから抗がん剤と造影剤を混ぜて注入し、その後、

塞栓物質を注入して肝動脈を詰まらせます。ほかにも、抗がん剤のみを注入する**肝動注化学療法 (TAI)** もあります。

◆ 肝動脈塞栓療法 (TAE) と肝動注化学療法 (TAI) ◆

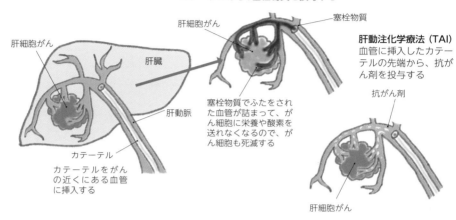

肝動脈塞栓療法 (TAE)
カテーテルから、塞栓物質を投与する

肝細胞がん

肝臓

肝細胞がん

塞栓物質

肝動注化学療法 (TAI)
血管に挿入したカテーテルの先端から、抗がん剤を投与する

抗がん剤

肝動脈

塞栓物質でふたをされた血管が詰まって、がん細胞に栄養や酸素を送れなくなるので、がん細胞も死滅する

カテーテル

カテーテルをがんの近くにある血管に挿入する

肝細胞がん

◆ 塞栓療法で多く用いられる抗がん剤 ◆

一般名	商品名
エピルビシン	ファルモルビシン
マイトマイシン C	マイトマイシン
フルオロウラシル	5-FU

全身化学療法

肝臓がんでは、分子標的薬を使った全身化学療法が標準治療です。

肝臓がんの標準的治療

　経口薬として、レンバチニブ、ネクサバールがあります。また、注射薬ではアテゾリズマブとベバシズマブとの併用があります。
　一方、肝内胆管がんの場合、GEM ＋ CDDP ＋ S-1療法 (ゲムシタビン＋シスプラチン＋テガフール・ギメラシル・オテラシルカリウム配合剤) があります。

乳がん

～女性がかかるがんの第1位～

乳がんとは

　乳がんの多くは乳管から発生し、「乳管がん」と呼ばれ、小葉から発生する乳がんは、「小葉がん」と呼ばれます。このほかにも特殊な型の乳がんがありますが、あまり多くはありません。

　女性のがんの中では最も多いがんで、特に40歳代後半～60歳代後半の罹患率が高い傾向があります。男性も乳がんにかかりますが、罹患率は女性乳がんの1%程度で、女性に比べ5～10歳程度高い年齢層に発症します。

乳がんの原因

　乳がんには、女性ホルモンが深く関わっているといわれます。そのため、初潮年齢が早い、閉経年齢が遅い、未婚、出産経験がないなどがリスク要因としてあげられます。また、肥満、高脂肪食、喫煙、アルコール摂取のほか、長期間のホルモン補充療法などもあげられます。

　血縁者に乳がん患者がいる場合も発症リスクが高いといわれます。乳がん患者の5～10%は遺伝性ともいわれ、40歳以下での発症や、左右ともに発症する可能性が高いともいわれています。

♦ 乳房のしくみとがんの進行 ♦

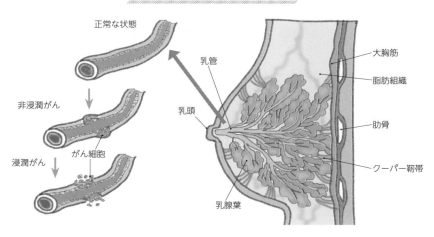

正常な状態

非浸潤がん

浸潤がん

がん細胞

乳管

乳頭

乳腺葉

大胸筋

脂肪組織

肋骨

クーパー靭帯

乳がんの症状

腫瘤（しこり）が代表的な自覚症状です。そのほか、乳頭・乳輪の掻痒（かゆみ）や乳房の違和感、血性乳頭分泌、乳房の変形などがあります。

また、乳がんは、乳房の周りのリンパ節や、遠くの臓器（骨、肺、胸膜、肝臓、脳など）に転移することがあります。

乳がんの検査

視触診やマンモグラフィ検査、超音波検査などの画像診断のあと、病変の組織を顕微鏡で調べる病理検査（生検）で診断が確定します。

♦ 乳がんの検査と確定診断までの流れ ♦

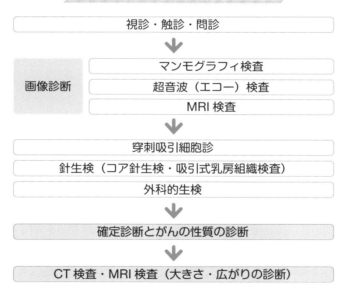

視診・触診・問診
⬇

画像診断	マンモグラフィ検査
	超音波（エコー）検査
	MRI 検査

⬇

| 穿刺吸引細胞診 |
| 針生検（コア針生検・吸引式乳房組織検査） |
| 外科的生検 |

⬇

確定診断とがんの性質の診断

⬇

CT 検査・MRI 検査（大きさ・広がりの診断）

乳がんの病期分類

乳がんの病期（ステージ）は、がんの広がり、リンパ節への転移の有無、ほかの臓器への転移があるかなどによって決まります。治療方針は、この病期ごとにおおよその指針が決まっています。

0期	非浸潤がんといわれる乳管内にとどまっているがん、または乳頭部に発症するパジェット病(皮膚にできるがんの一種)で、極めて早期のがん
I期	がんの大きさが2cm以下で、リンパ節やほかの臓器には転移していない
IIA期	がんの大きさが2cm以下で、わきの下のリンパ節に転移があり、そのリンパ節は周囲の組織に固定されずに可動性がある。または、がんの大きさが2cmを超え5cm以下でリンパ節やほかの臓器への転移がない
IIB期	がんの大きさが、2cmを超え5cm以下で、わきの下のリンパ節に転移があり、そのリンパ節は周囲の組織に固定されず可動性がある。または、がんの大きさが5cmを超えるが、リンパ節やほかの臓器への転移がない
IIIA期	がんの大きさが5cm以下で、わきの下のリンパ節に転移があり、そのリンパ節は周辺の組織に固定されている状態、または、リンパ節が互いに癒着している状態。または、わきの下のリンパ節には転移がなく、胸骨の内側のリンパ節に転移がある場合。あるいは、しこりの大きさが5cm以上で、わきの下または胸骨の内側のリンパ節への転移がある
IIIB期	がんの大きさやリンパ節への転移の有無に関わらず、しこりが胸壁に固定されている、皮膚にがんが顔を出したり、皮膚が崩れたり、皮膚がむくんでいるような状態。炎症性乳がんもこの病期から含まれる
IIIC期	がんの大きさに関わらず、わきの下のリンパ節と胸骨の内側のリンパ節の両方に転移がある、または鎖骨の上下にあるリンパ節に転移がある
IV期	ほかの臓器に転移している(遠隔転移) **乳がんの転移しやすい臓器:骨、肺、肝臓、脳など**

日本乳癌学会編「臨床・病理 乳癌取扱い規約第18版(2018年)」(金原出版)より作成

第2章

がんの薬物療法とがんの種類

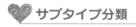 サブタイプ分類

近年、ホルモン受容体（エストロゲン受容体[ER]とプロゲステロン受容体[PgR]）、HER2、Ki67の発現状況によって分類するサブタイプ分類という考え方が定着してきました。乳がんがどのタイプなのかは、薬物療法で使用する薬剤を決めるときの指標となります。

◆ サブタイプ分類 ◆

サブタイプ分類	ホルモン受容体		HER2	Ki67 値
	ER	PgR		
ルミナル A 型	陽性	陽性	陰性	低
ルミナル B 型（HER2 陰性）	陽性 または 陰性	弱陽性 または 陰性	陰性	高
ルミナル B 型（HER2 陽性）	陽性	陽性 または 陰性	陽性	低～高
HER2 型	陰性	陰性	陽性	-
トリプルネガティブ	陰性	陰性	陰性	-

乳がんの治療

乳がんの治療は、「手術（外科的治療）」「薬物療法」「放射線治療」があります。まずは、手術でがんを取ることが基本です。さらに、いくつかの治療法を組み合わせた集学的治療を行っていきます。

がんの性質や病期（ステージ）、全身の状態、年齢、合併するほかの病気の有無などに加え、患者さんの希望を考慮しながら、治療法を決めていきます。

乳がんは治療法がいろいろありますが、手術では外見が大きく変化することもあるため、患者さんの意思決定の支援も必要となります。

 乳がんの標準的治療

乳がんの薬物療法には、「抗がん剤による治療」「ホルモン療法」「分子標的薬による治療」の3種類があります。初期に薬物療法を行うことは、乳がんの再発や死亡リスクを軽減させ、根治が得られることが多いと期待されています。

◆ 乳がん治療で使用される主な抗がん剤 ◆

薬効分類名	投与方法	適応	特徴的な副作用
トポイソメラーゼ阻害薬（アントラサイクリン系）			
ドキソルビシン （アドリアマイシン） エピルビシン	静脈注射	術前 術後 転移再発	心筋障害、心不全、不整脈、吐き気、脱毛、骨髄抑制
微小管作用薬（タキサン系薬剤）			
パクリタキセル	静脈注射	術前 術後 転移再発	末梢神経障害、脱毛、アレルギー症状、筋肉痛・関節痛、骨髄抑制
ドセタキセル	静脈注射	術前 術後 転移再発	骨髄抑制、脱毛、むくみ、発疹、アレルギー反応
アルブミン懸濁型 パクリタキセル	静脈注射	転移再発	末梢神経障害、脱毛、アレルギー症状、筋肉痛・関節痛、骨髄抑制
その他の微小管作用薬			
エリブリン	静脈注射	転移再発	骨髄抑制、末梢神経障害
代謝拮抗薬			
テガフール・ウラシル 配合剤（UFT）	経口	転移再発	下痢、口内炎
テガフール・ギメラシル・ オテラシルカリウム配合剤 （ティーエスワン）	経口	転移再発	吐き気、下痢、口内炎、流涙、嗅覚障害
カペシタビン	経口	転移再発	骨髄抑制、吐き気、脱毛、手足症候群、心障害、肝障害
フルオロウラシル （5-FU）	静脈注射	術前 術後 転移再発	骨髄抑制、下痢、口内炎、小脳失調、心筋虚血
ゲムシタビン	静脈注射	転移再発	骨髄抑制、間質性肺炎、倦怠感
アルキル化剤			
シクロホスファミド	経口 静脈注射	術前 術後 転移再発	急性腎機能障害、出血性膀胱炎、抗利尿ホルモン不適合分泌症候群（SIADH）、肺線維症

プラチナ系抗悪性腫瘍薬			
カルボプラチン	静脈注射	HER2陽性 乳がん 転移再発	吐き気、嘔吐、腎毒性、末梢神経障害、骨髄抑制
微小管作用薬（ビンカアルカロイド系）			
ビノレルビン	静脈注射	転移再発	倦怠感、骨髄抑制、便秘、静脈炎、腸管麻痺、間質性肺炎、気管支けいれん
葉酸代謝拮抗薬			
メトトレキサート	静脈注射	術後 転移再発	急性腎不全、粘膜障害、骨髄抑制、神経障害
トポイソメラーゼ阻害薬			
イリノテカン	静脈注射	転移再発	下痢、骨髄抑制、脱毛

 薬物療法の目的と段階

大きく次の3つに分けられます。

❶**術前薬物療法**：手術前に腫瘍を小さくして手術を可能にするため、あるいは治療効果判定のため

❷**術後薬物療法**：手術後に、体のどこかに潜んでいるかもしれないがん細胞を根絶して、再発を予防するため

❸最初からほかの臓器に転移があった場合や、再発の治療のため

 乳がんに使われる分子標的薬

病理検査でHER2たんぱくが陽性であれば、分子標的薬であるトラスツズマブ、ペルツズマブなどを使って治療します。多くの場合、ほかの殺細胞性抗がん薬と組み合わせて使います。また、HER2が陰性で*BRCA1*または*2*遺伝子変異があり、手術ができない場合や再発したがんでは、分子標的薬のオラパリブを使うことがあります。

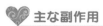 **主な副作用**

抗がん剤によって、現れる副作用や発現時期は異なります。特に髪の毛、口や消化管などの粘膜、あるいは血球を作る骨髄など新陳代謝の盛んな細胞が影響を受けやすく、脱毛、口内炎、下痢が起こったり、白血球や血小板の数が少なくなったりすること（白血球減少、血小板減少）があります。

血液のがん ～白血病、悪性リンパ腫、多発性骨髄腫～

血液がんは、血液の3大がんと呼ばれる白血病、悪性リンパ腫、多発性骨髄腫の3つに大きく分類され、そこからさらに細かく分かれます。

症状と特徴

血液がんは、胃がんや肺がんのように腫瘍をつくって増殖していく固形がんとは異なる特徴があります。診断から治療後の生活、血縁者との関係に至るまで、血液がんだからこその選択、不安や心配に頭を悩ませるかもしれません。ほかのがんとは異なる、血液がんの特徴を知ることは、大切なポイントです。また、患者さんが発症した血液がんに関する正しい情報を得ることが重要です。

白血病

骨髄内で血液を作る造血幹細胞が、がん化し、白血病細胞が増殖して生じます。急性骨髄性白血病（AML）・慢性骨髄性白血病（CML）・急性リンパ性白血病（ALL）の3つの病気が代表的。類縁疾患に、骨髄異形成症候群（MDS）があります。

● 症状
急性白血病では、正常な白血球の減少に伴う感染症や発熱、赤血球減少（貧血）に伴う息切れ、動悸、全身倦怠感、血小板減少に伴う出血など。慢性白血病では、初期には自覚症状が伴わないことが多い。

● 検査
血液検査。確定診断には骨髄検査を用いる。遺伝子や染色体検査を行い、細かく分類し、どのタイプかを知ることが、治療選択のうえで重要。臓器の異常や合併症の有無を調べるために、超音波やCTなどの画像検査を実施することもある。

● 治療
抗がん剤や分子標的薬などによる薬物療法。造血幹細胞移植が治療選択となることもある。AMLやALLは、迅速な治療開始が重要。CMLでは、一般的に分子標的薬を服薬し、通院治療を行う。

69

● **薬物療法**

［AML（急性骨髄性白血病）の治療］

正常増血の回復を目指す寛解導入療法と、残存する白血病細胞の根絶や再発予防を目的とした寛解後地固め療法に分けられる。

寛解導入療法：IDR（DNR）＋ Ara-C 療法、大量 Ara-C 療法

寛解後地固め療法：大量 Ara-C 療法、Ara-C ＋アントラサイクリン療法

ALL に対する標準的治療は確立されていないが、小児 ALL レジメンによって治療奏功率が認められている。Ph 陽性 ALL は JALSG Ph（＋）ALL 202 レジメンが代表的治療。（Ph：フィラデルフィア染色体）

悪性リンパ腫

　白血球の1つであるリンパ球が、がん化、増殖して生じます。ホジキンリンパ腫と非ホジキンリンパ腫（さらにB細胞リンパ腫、T/NK細胞リンパ腫）に分類されます。

● **症状**

リンパ節のある首やわきの下、足のつけ根などに、通常痛みを伴わないしこりを生じる。リンパ節以外の臓器に生じることも多い。進行すると、しこりや腫れが全身に広がり、発熱や体重低下、寝汗などの全身症状を伴う。

● **検査**

血液検査。病変の一部を採取し、顕微鏡で調べる生検を行う。遺伝子や染色体検査を行い、細かく分類し、タイプを知ることが治療選択の上で重要。そのほか、病気の広がりを調べるために、PET 等の画像検査、骨髄検査や内視鏡検査なども行われる。

● **治療**

抗がん剤や抗体医薬品による薬物療法。病変が限局している場合には、放射線治療が併用されることもある。タイプ、病期や症状、年齢、体力、既往歴など患者さんの状況に応じて、治療選択が異なる。再発・難治例では、造血幹細胞移植が選択される場合もある。

● **薬物療法**：R-CHOP 療法、R-CVP 療法、R-B 療法などがある。

多発性骨髄腫

もっとも成熟したリンパ球 (B細胞) である形質細胞が、がん化、骨髄腫細胞となり、骨髄内で増殖して生じます。

● 症状

骨や骨以外の臓器にしこりができる、形質細胞腫と呼ばれる病型もある。骨の痛みや骨折、貧血に伴う息切れ、動悸、発熱、全身倦怠感。むくみや尿量減少などの腎障害。免疫低下に伴う肺炎や高カルシウム血症など。自覚症状を伴わないこともある。

● 検査

血液検査、尿検査、骨髄検査。骨のX線やCT、MRI、PETなどの画像検査を行う。ほかの臓器への影響の有無などを調べる。

● 治療

大量薬物療法に自家造血幹細胞移植を併用、抗がん剤や抗体医薬品による薬物療法。病変部の大きさや痛みに応じて放射線治療も行われる。症状を伴わない場合は、治療を行わずに経過観察される場合もある。

● 薬物療法

レナリドミド・DEX療法、ボルテゾミブ・DEX療法などがある。

薬物療法、放射線治療以外の治療法

❤ 造血幹細胞移植

血液がんには、化学療法や分子標的薬、放射線治療では期待される効果が得られなかった場合や再発を生じた場合などには、造血幹細胞移植という治療選択があります。効果が期待できる反面、強力な治療を行うことで深刻な副作用や合併症をもたらすこともあります。

移植の方法や進め方は、移植する幹細胞が患者さん自身のものか、ほかのドナー (提供者) からのものか、また、幹細胞の種類 (骨髄液、末梢血、臍帯血) などによっても、準備や進め方、合併症などが大きく異なります。十分に話し合い、納得したうえで選択することが大切です。

その他のがん

　日本人の罹患率・死亡率が高い、5つのがんを5大がんといいます。ここまでみてきた、5大がん（胃がん、肺がん、大腸がん、肝臓がん、乳がん）と血液のがんのほかにも、次のようながんがあります。

	脳腫瘍
特徴	頭蓋骨の中（内側）にできる腫瘍を総称して「脳腫瘍」といいます。 脳腫瘍は、さまざまな部位から発生し、「原発性脳腫瘍」と「転移性脳腫瘍」の2つに分けられます。 **[主な原発性脳腫瘍]** 　＊神経膠腫（グリオーマ） 　＊中枢神経系原発悪性リンパ腫 　＊髄膜腫 　＊下垂体腺腫 　＊神経鞘腫 　＊頭蓋咽頭腫
検査	❶ CT や MRI に加え、脳の血液の変化をみる fMRI（functional MRI）を用いて、脳の運動野や言語野の位置を調べることがあります。 ❷ 脳血管造影検査 　造影剤を用いて X 線で脳の血液の流れを撮影する検査です。 ❸ 3D-CT アンギオ検査 　ヘリカル CT を用いて、脳血管の構造を詳しく調べます。 ❹ MRA 検査 　MRI 装置を用いて脳の血管を詳しく調べます。 診察やこれらの検査をすることで、腫瘍の発生した場所や広がりなどを調べます。 診断を確定するためには、手術により腫瘍の組織を採取し、その細胞を病理検査（病理診断）して判断します。
治療法	脳腫瘍の性質や、患者さんの体の状態などを考慮しながら決めていきます。腫瘍の大きさ、場所、症状の程度、患者さんの年齢、並存する疾患、予想される腫瘍の種類や悪性度などから、外科手術や放射線治療、薬物療法を組み合わせた治療を行います。

	甲状腺がん
特徴	甲状腺にできるがんの種類には、甲状腺分化がん（乳頭がん、濾胞がん、低分化がん）、髄様がん、未分化がん、悪性リンパ腫などがあります。 男性より女性に多く発症するといわれ、若年での発生は放射線被曝が原因とされています。 〈主な症状〉 しこり以外の症状はほとんどありません。まれに、声のかすれ、飲み込みにくさ、呼吸困難感、圧迫感、痛み、血痰などが現れることがあります。
検査	❶診察（問診、視診・触診） ❷画像検査（超音波（エコー）検査、CT、MRI検査、シンチグラフィ検査） 　甲状腺機能（バセドウ病の確認）やしこり、がんの再発の有無を調べるために行います。 ❸病理検査（穿刺吸引細胞診） ❹血液検査 甲状腺ホルモン（Free T3、Free T4）、甲状腺刺激ホルモン（TSH）、サイログロブリン（良性の腫瘍によっても上昇するため、がんの診断には有用ではないが、甲状腺全摘術後の再発のチェックに用いることがある）、カルシトニン、CEA
治療法	治療方法は、がんの進行の程度や患者さんの体の状態などを考慮しながら決めていきます。 甲状腺がんの治療には、手術（外科的治療）、放射線治療、薬物療法があり、薬物療法には内分泌療法（ホルモン療法）のほか、分子標的薬や抗がん剤を使用した治療などがあります。 ● 手術（外科的治療） 　悪性度の高い未分化がんを除き、多くの場合、治療は手術が基本です。 　腫瘍の大きさが1cm以下（微小乳頭がん）で、高リスク因子（45歳以上、男性、リンパ節転移・甲状腺外の浸潤・遠隔転移）をもたない場合は、手術などの積極的な治療を行わずに、定期的な超音波検査により経過を観察していく場合があります。
	膵臓がん
特徴	膵臓にできるがんのうち90%以上は、膵管の細胞にできます。このほかに、神経内分泌腫瘍、膵管内乳頭粘液性腫瘍などがあります。 膵臓は、胃の後ろの体の深部に位置していることから、がんが発生しても症状が出にくく、早期の発見は簡単ではありません。男性に多い傾向があります。年齢別では、60歳ごろから増え、高齢になるほど多くなります。

検査	腹部超音波（エコー）検査、CT検査、MRI検査が行われます。 これらの検査から診断に至らない場合には、病状に合わせて、超音波内視鏡検査（EUS）、MR胆管膵管撮影（MRCP）、内視鏡的逆行性胆管膵管造影（ERCP）、PET検査などを行い、総合的な判断をします。
治療法	標準的な治療法は、手術（外科治療）、薬物療法（化学療法）、放射線治療の3つです。がんの広がりや全身状態などを考慮して、これらのうちの1つ、あるいは複数を組み合わせた治療（集学的治療）を行います。膵臓がんは、消化器がんの中でも手ごわいがんの1つですが、有効な治療法の開発が活発に行われています。

食道がん

特徴	食道がんは、食道の中央付近からでき、同時に複数できることもあります。最も大きな原因として、喫煙とアルコールの多飲があります。女性より男性に多く発生するといわれています。 ● **早期食道がん**：がんが食道の壁の粘膜内にとどまるがん ● **表在食道がん**：粘膜下層までしか及んでいないがん ● **進行食道がん**：より深い層まで及んでいるがん 〈主な症状〉 早期では、自覚症状がほとんどなく、定期検診や人間ドックなどで発見されることがあります。がんが進行していくと、食べ物がつかえる感じや胸の違和感、食べ物の飲みこみにくさ、胸や背中の痛み、声のかすれなどの症状が現れることもあります。
検査	❶**食道がんを確定するための検査** ＊**食道内視鏡検査**：上部消化管造影検査で見つけにくい無症状、あるいは 　　　　　　　　　　　初期の食道がんを発見することもできます。 ＊**上部消化管造影検査（バリウム食道透視検査）** ❷**食道がんの進行度を診断する検査** 治療方針を決めるためには、がんの深さや周辺臓器への広がり、リンパ節や肺・肝臓などへの転移の有無を調べて、がんの進行度を診断する必要があります。そのため、❶の検査に加えて、CT検査、MRI検査、PET検査、超音波検査、超音波内視鏡検査などを行います。

| 治療法 | がんの部位、大きさ、進行度、リンパ節への転移や遠隔転移の有無によって決めます。治療は手術療法が標準ですが、リンパ節転移が多い場合や隣接臓器に浸潤がある場合は、手術、放射線治療、薬物療法といった治療方法を上手に活用する必要があります。 |

腎臓がん

特徴	腎臓にある腎実質の細胞が、がん化して悪性腫瘍になったものを「腎細胞がん」といいます。同じ腎臓にできたがんでも、腎盂にある細胞ががん化したものは「腎盂がん」と呼ばれ、腎臓がんとは区別されます。腎臓がんと腎盂がんでは、がんの性質や治療法が異なるためです。 特徴的な症状はなく、検診などで偶然に発見されるものがほとんどです。肺や脳、骨に転移したがんが先に見つかり、結果として腎細胞がんが見つかることも少なくありません。 〈主な症状〉 特徴的な症状は、特にありません。がんが進行すると、腹部のしこり、足のむくみ、食欲不振、背中の痛み、腰の痛み、吐き気、便秘、おなかの痛み、血尿などが出たりすることもあります。
検査	CT 検査、超音波（エコー）検査、MRI 検査などの画像検査で診断しますが、確定ができないときは、病理検査（生検）を行うことがあります。 全身の状態や腎臓の機能を調べるために、血液検査も行います。
治療法	患者さんの希望や、体の状態、年齢、などを考慮しながら治療法を決めていきます。手術（外科的治療）が基本ですが、がんが小さい場合は、体への負担が少ない「局所療法」が選択されることもあります。また、がんが進行していたり、転移がある場合は、薬物療法や放射線治療を行うこともあります。 このほか、手術をするほうが危険性が高いと判断された場合は、経過を観察するだけの「監視療法」となることもあります。

膀胱がん

| 特徴 | 膀胱の粘膜から発生する悪性腫瘍です。膀胱の筋肉には浸潤していない筋層非浸潤性がん、筋肉まで浸潤している筋層浸潤性がん、ほかの臓器へ転移している転移性がんがあります。
主な症状としては、血尿が一般的です。ほかにも、排尿時の痛み、頻繁な尿意などがあります。
女性より男性に多く発症し、喫煙がリスク要因とされています。 |

検査	がんが疑われた場合、膀胱鏡検査や尿細胞診を行います。検査の結果、転移が疑われたりする場合は、腹部超音波（エコー）検査、CT 検査、MRI 検査、骨シンチグラフィなどの精密検査を行います。 TURBT（経尿道的膀胱腫瘍切除術）によって膀胱がんの確定診断をします。その他、尿検査による腫瘍マーカー（NMP22、BTAtest）も、診断の際の補助として使われたりします。
治療法	患者さんの希望や、体の状態、年齢などを考慮しながら治療法を決めていきます。 治療には、手術（外科的治療）、薬物療法、放射線治療があります。 「TURBT（経尿道的膀胱腫瘍切除術）」は、がんの切除のほか診断をかねて実施されます。「膀胱全摘除術＋尿路変向術（外科治療）」は、筋層浸潤性がんと、筋層非浸潤性がんでの最も有効な治療法といわれています。 薬物療法には、全身抗がん剤治療と膀胱内注入療法があります。膀胱内注入療法は、筋層非浸潤性がんに対しては積極的に行われる治療法です。

前立腺がん

特徴	加齢によるホルモンバランスの変化が影響しているといわれ、中高年の男性には注意が必要です。 がんの進行は比較的ゆっくりで、早期に発見できれば治りやすいがんです。近くのリンパ節や骨、ほかの臓器に転移することもあります。 また、生前にがんが見つからず、亡くなってから見つかるラテントがんといわれる前立腺がんもあります。 〈主な症状〉 早期の前立腺がんは、多くの場合自覚症状がありません。しかし、尿が出にくい、排尿の回数が多いなどの症状が出ることもあります。 進行すると、上記のような排尿の症状に加えて、血尿や、腰痛などの骨への転移による痛みがみられることがあります。
検査	直腸診や、採血して行う PSA 検査で前立腺がんの可能性を検査します。前立腺がんが疑われる場合、経直腸的超音波（エコー）検査、前立腺 MRI 検査、前立腺生検などを行います。さらに、CT検査、MRI検査、骨シンチグラフィなどの画像検査を必要に応じて行い、転移などについて調べます。 ● 前立腺生検 前立腺がんが疑われた場合、確定診断をするために前立腺生検を行います。

治療法	主な治療法は、監視療法、手術（外科的治療）、放射線治療、内分泌療法（ホルモン療法）、薬物療法です。複数の治療法が選択可能な場合があります。PSA値、腫瘍の悪性度（グリーソンスコア）、リスク分類、年齢、期待余命（これから先、どのくらい生きることができるかという見通し）、患者さんの治療に対する考え方などをもとに治療法を選択していきます。 ● **生殖能力について** がんの治療が、生殖能力に影響することがあります。将来子どもをもつことを希望している場合には、妊よう性温存治療法（妊娠のしやすさを保つ治療）が可能か、治療開始前に担当医に相談してみましょう。

子宮がん

特徴	子宮がんには、大きく分けて子宮頸がんと子宮体がんがあります。子宮体がんは子宮体部の内膜にできるがんで、子宮頸部にできる子宮頸がんとは性質が異なることから、明確に区別して診断・治療が行われます。 子宮体がんでは腺細胞（子宮内膜を潤す粘液を分泌する）に発生する「腺がん」がほとんどで、そのうち8割以上が治りのよい類内膜腺がんです。女性ホルモンのエストロゲンが関与しているかどうかによっても、がんのタイプが分けられます。
検査	内診や触診のほか、経腟超音波検査、子宮内膜の細胞診の後、確定診断のために組織診などが行われます。がんの広がりをみる骨盤のMRI検査やCT検査などの画像検査も必須となります。 ● **組織診** 子宮頸管を広げる器具を腟から入れ、さじ型の金属の器具で子宮内膜組織をこすり取り、顕微鏡で調べます。原則として、経腟超音波検査や骨盤MRI検査で組織をこすり取る位置を特定してから行われます。
治療法	まず手術が第一選択となります。薬物療法（化学療法）や放射線治療は手術ができない場合や手術後の選択肢となります。手術前に推定の診断で手術方法が決まり、手術後にあらためて正確な確定診断が行われます。 高齢、心臓病などの持病がある、手術のリスクが大きい場合や、すでにがんが全身に広がっていて、手術をしても効果が見込めない場合は、薬物療法や放射線治療、緩和ケアなど手術とは別の治療法が選択されますが、それ以外はまずは手術をするのが標準治療となります。

第2章

がんの薬物療法とがんの種類

77

皮膚がん：基底細胞がん、有棘細胞がん、悪性黒色腫（メラノーマ）	
特徴	**基底細胞がん**　基底細胞がんは、最も多くみられる皮膚がんです。高齢者に多く発生し、ほとんどが顔面にできます。放置すると周囲の組織を破壊しながら進行することがありますが、転移をすることは非常にまれです。 **有棘細胞がん**　日本人に多い皮膚がんの１つです。顔、首、手の甲など日光があたる部分にできることがほとんどですが、日光があたらない部分にも発生します。子どものころからの蓄積も影響するといわれているため、高齢化に伴って発生する人が増えています。 **悪性黒色腫**　メラニン色素を作り出す細胞から発生するがんで、メラノーマともいわれます。正常な皮膚からも発生しますが、ほくろが悪性化する場合もあります。
検査	**基底細胞がん**　ダーモスコピーという検査によって診断が可能です。それでも確定診断が難しい場合は、病理検査（生検）を行います。 **有棘細胞がん**　皮膚から細胞組織を採取して病理検査（生検）を行って確定診断します。このほかに腫瘍の浸潤の深さや転移など、病気の広がりを調べるために、超音波（エコー）検査、CT 検査や MRI 検査、PET 検査などの画像検査を行うことがあります。 **悪性黒色腫**　皮膚科専門医による診断が必要です。見た目だけで判断できない場合は、ダーモスコピーや、腫瘍全体を切除する全切除生検を行います。そのほか、超音波（エコー）検査、CT 検査、MRI 検査、PET 検査などの画像診断を、状況に応じて行います。
治療法	**基底細胞がん**　手術による外科的切除が第一選択となります。 **有棘細胞がん**　さまざまな方法でがんを切除します。電気針で焼き切る、外科的切除、凍結手術、薬物療法のほか、放射線治療を行うこともあります。また、有棘細胞がんの再発リスクは、部位や大きさ、その他の臨床所見から、低リスク群と高リスク群に分類され、手術はリスクに応じて切除範囲が考慮されます。 **悪性黒色腫**　病期に基づいて治療法が決まります。悪性黒色腫は全身のどこの臓器にも転移します。進行した悪性黒色腫に対しては、手術（外科的治療）のほか、薬物療法、および放射線治療などいろいろな手段を組み合わせた治療（集学的治療）が行われます。

第3章

抗がん剤の副作用
と
その対処法

悪心・嘔吐

症状について

　薬物療法の副作用の1つである悪心（吐き気）・嘔吐は、患者さんが心配される症状の1つです。悪心・嘔吐の症状は食欲低下を招き、食事量が減ると体力・気力の低下を引き起こします。

　入院日数の短縮により治療後は早期の退院となることや、外来治療の増加によって、患者さんは自宅で副作用症状と向き合うことになります。

　抗がん剤治療は何回か繰り返し行われる治療です。悪心・嘔吐の原因と症状の出現時期、予防法と対症療法を知って、患者さん自身でケアをすることが生活の質・QOL (Quality of life) を保つうえで重要なことです。

❤ 悪心・嘔吐の出現時期

　悪心・嘔吐の症状は、早ければ抗がん剤治療後1〜2時間から出現し、翌日をピークに症状が減退していきますが、悪心・嘔吐は出現時期により4つに分けられています。

抗がん剤投与後24時間以内に発生する	⇒	急性悪心・嘔吐
抗がん剤投与後24時間以降1週間程度持続する	⇒	遅延性悪心・嘔吐
制吐剤で予防を行っても発生する	⇒	突発性悪心・嘔吐
抗がん剤投与前から症状がある	⇒	予期性悪心・嘔吐

　悪心・嘔吐の症状がいつから始まりどのくらい続くのか、どのようなときに症状が強くなり、生活にどんな影響を及ぼしているのか、診察時に医師に報告しましょう。

原因について

　抗がん剤治療による悪心・嘔吐は、消化管と脳の神経伝達物質が刺激さ

れ、脳の嘔吐中枢が作用して引き起こされます。

　制吐剤は悪心・嘔吐を引き起こす神経伝達物質をブロックすることによって、症状を予防します。

◆ 悪心・嘔吐を起こしやすい抗がん剤 ◆

90％以上の嘔吐のリスク	30〜90％の嘔吐のリスク	10〜30％の嘔吐のリスク	10％未満の嘔吐のリスク
シスプラチン	カルボプラチン	フルオロウラシル	ベバシズマブ
シクロホスファミド（≧1500mg/m²）	シクロホスファミド（<1500mg/m²）	シタラビン（≦1g/m²）	リツキシマブ
			ビンクリスチン
ダカルバジン	シタラビン（>1g/㎡）	ドセタキセル	ビノレルビン
プロカルバジン		エトポシド	ブレオマイシン
	ダウノルビシン	ゲムシタビン	フルダラビン
	ドキソルビシン	マイトマイシンC	トラスツズマブ
	エピルビシン	パクリタキセル	パニツムマブ
	イダルビシン	ペメトレキセド	
	イホスファミド	セツキシマブ	
	イリノテカン	ボルテゾミブ	
	オキサリプラチン		

　抗がん剤の使用量、抗がん剤の組み合わせにより、発生する悪心・嘔吐の出現リスクが異なります。

　抗がん剤と制吐剤の組み合わせや、治療の内容がわからないときは、医師や薬剤師に確認しましょう。

悪心・嘔吐の現れやすいケース

悪心・嘔吐の症状が現れやすい患者さんには、次のような特徴があります。

- ❀ 女性
- ❀ 50歳以下
- ❀ アルコールを飲まない
- ❀ 乗り物酔いをしやすい
- ❀ 治療への不安がある
- ❀ 妊娠時につわり体験がある
- ❀ 過去の抗がん剤治療での吐き気・嘔吐の体験がある

ほかにも消化管の機能障害や、麻薬鎮痛剤などの抗がん剤以外の薬が要因になったり、がんの病態の進行によっても起こります。

　悪心・嘔吐の原因が、どこからきているのかはっきりしないこともあります。いつからどんなときに症状が出るのか日記につけておくとよいでしょう。

💗 予期性悪心・嘔吐について

　抗がん剤治療を行う前から起こる悪心・嘔吐は「予期性悪心・嘔吐」といい、不安や緊張から起こるとされています。これは、必要に応じて抗不安薬を使用して予防をしていきます。

　しかし、対症療法をしているにもかかわらず、毎回症状が出る患者さんがいます。「病気と治療の付き合い方がわからない」「治療の目標をどこにおいていいのかわからない」などと思う人も多いでしょう。

　患者さん、家族で病気や治療に向き合えるように「思い」を整理する手伝いが必要な場合は、看護師に伝えましょう。病院によっては、がん看護専門看護師やリエゾンナース（精神看護専門看護師）に相談することができます。

💗 自己管理が大切

　患者さんが自ら症状に対する自己管理ができるように、また家で困らないように次のことをしていきましょう。

> 🌸 受ける抗がん剤の悪心・嘔吐症状の出現頻度や持続期間を確認する
> 🌸 自身の症状の傾向を知るための治療日記をつける
> 🌸 医師から処方された制吐剤、内服薬は処方通りに内服する
> 🌸 症状が出現したときの頓服薬（とんぷくやく）の使用方法を確認する
> 🌸 通院日や外出時に頓服薬を持参するための準備をしておく
> 🌸 食事の工夫、生活環境の調整、十分な睡眠、排便の管理を行う
> 🌸 不明なことは医師や看護師、薬剤師、栄養士に相談する

💗 食事の工夫（食前）

　悪心・嘔吐があるときの、決まった時間の食事はつらい体験となってしまうことがあります。症状があるときには無理をせず、1日のなかで症状が

軽いと感じるときに、食事をとるようにしましょう。

食事の環境を変えて気分転換をしてみるのもよいでしょう。

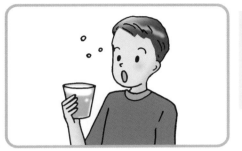

ポイント

❋ 食事の前に口の中をさっぱりと させる

食事をとる前に、まず口腔内のうがいを行い、口の中をさっぱりさせましょう

💗 食事の工夫（食事中）

食事の量は普段の量が無理なときには、食べられる量だけでかまいません。1日に5～6回の食事回数になってもよいでしょう。

悪心があるときには無理をしないで、スポーツドリンクや栄養バランス飲料などで、水分をできるだけとるようにしましょう

食欲がわかないときには、消化がよく水分が多いおかゆやうどん、煮物、やわらかい食材、ゼリーやプリン、豆腐など口当たりのよいものを試してみましょう。

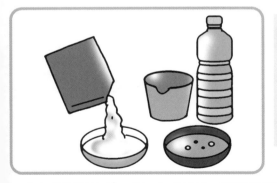

ポイント

❋ 冷ました食事やレトルト など熱くないものを

においで悪心症状が出てしまうときには熱い食事ではなく、冷ました食事やそのまま食べられるレトルト食品の利用をお勧めします

また食事自体がつらいときには、市販の栄養補助食品や栄養バランス飲料が薬局やスーパーマーケットで販売されているので利用してみましょう。間食にもお勧めです。

栄養補助食品は栄養価が高いため、甘みを強く感じてしまうことがあります。飲みづらいときには凍らせてアイスのように摂取するのもよいでしょう。

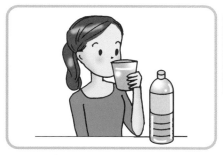

❋ **水分はこまめにとる**
食事がとれないときには、スポーツド
リンクやお茶だけでも 1 日 1500 mL
を目安にこまめにとりましょう

　食事ができるようになり、食欲が出てきたら、栄養にも目をむけましょう。薬物療法を続けられる身体の筋肉や体力を維持できるように、豆類、卵、乳製品、肉、魚などの良質なたんぱく質を積極的にとり入れられるよう意識してみてください。豆乳・牛乳は手軽にとれるたんぱく質食品です。

> ❀ 経口摂取できる経腸栄養剤は医師が処方する栄養剤で、ほかの内服薬と一緒に調剤薬局で受け取ることができます。抗がん剤の治療後に食事量が減ることが前もってわかるときには、医師に相談すると処方してもらえることがあります。

💛 食事の工夫（食後）

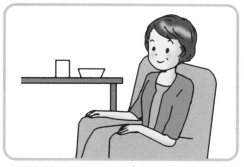

❋ **食後は体を起こして安静に**
食後はすぐ横になると消化を妨げ
ます。2 時間は座って体を起こし
た状態で安静にしましょう

　家族は、患者さんが食べられない状況を心配して食事を勧めてしまいがちですが、患者さんには負担となってしまうことがあります。つらい症状を認め、患者さんが少しでも食事や水分がとれていれば、食べられる時期が来るのを見守りましょう。食事に困ったときには栄養士や医療多職種で栄養をサポートするNST（栄養サポートチーム）に相談することができる場合があります。医師に相談してみてください。

症状が出たときの生活上の工夫

まずは、体を締め付けない服装で過ごすことが大切です。

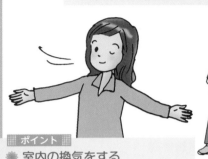
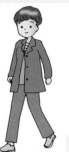
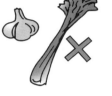

ポイント

❋ **散歩などで気分転換を**

症状が軽いときは散歩をして気分転換をしましょう。散歩は筋力・体力維持にもなります

ポイント

❋ **室内の換気をする**

室内の換気をこまめにして、新鮮な空気を取り入れましょう

ポイント

❋ **においの強い食べ物を避ける**

ニンニクやセロリなどのにおいが強いものは避けましょう

💙 **症状が強く出たときには**

ポイント

❋ **リラックスする**

腹式の深呼吸を行うと体が自然とリラックスできます

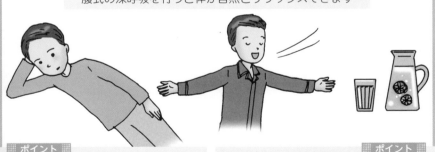

ポイント

❋ **楽な体位で過ごす**

横になるときには体の右側を下にして休むと、胃の停滞感を緩和します

ポイント

❋ **口の中をさっぱりさせる**

冷たい水や、レモン水、緑茶でうがいをして口の中をさっぱりさせましょう

💙 **味覚が変わっても無理をして食べる必要はない**

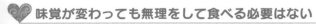

抗がん剤の副作用による口の渇きや味覚障害が起こると、慣れ親しんだ味の食事がおいしく感じられず、食欲の低下がみられることがあります。

味が感じられない、おいしくないと感じる食事については無理に摂取せず、味がわかる食事をとったほうがよいでしょう。長期的な味覚障害のある患者さんには、味覚テストを実施できる病院もあります。亜鉛の摂取が有用なこともありますので、医師に相談してみましょう。

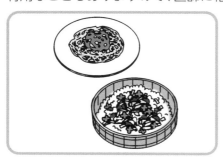

❋ **酸味のある食事に変えてみるとよい**

味覚変化のあるときには、比較的酸味のある食事、例えば、酢飯を使った食事や、トマト味の食事などが好まれるようです

がん患者さんの栄養代謝

　悪心・嘔吐などの食欲不振が起こる原因は1つではなく、重なって起こることがあります。病気の進行・がんの治療に伴う副作用症状や気持ちが原因の食欲不振・食事摂取量低下による栄養不足は、原因がなくなれば改善されます。

　しかし、がんが免疫細胞を刺激することにより慢性炎症が起こると、体の代謝異常を引き起こし、体重が減っていくことがあります。がん患者さんは、食事がとれていても、がん治療をしている限り低栄養になる可能性があるのです。

　適量のオメガ3系脂肪酸・EPAをとることで炎症を抑える効果があるといわれています。食欲のあるときは、バランスのとれた食事を心がけましょう。

こんなときは相談しましょう！

処方された制吐剤を使用しても悪心・嘔吐があり、下記のような状況がみられるときには病院へ連絡しましょう。
　＊24時間飲水、経口摂取ができない
　＊治療後3日しても1日の食事量が1食分程度
　＊抗がん剤やほかの薬が飲めない。飲んだ後に吐き出してしまう
　＊脱水症状（口の渇き、尿が少ない、尿の色が濃い、めまい、脱力感、
　　発熱、意識がもうろう、痙攣など）がある
　＊嘔吐物に血液が混じっている
急な症状が起きたときにあわてないように、病院の連絡先や診察券番号がわかるようにしておきましょう。

易感染状態 <ruby>易<rt>い</rt></ruby><ruby>感<rt>かん</rt></ruby><ruby>染<rt>せん</rt></ruby>状態 ～骨髄抑制①～

さまざまな症状を引き起こす骨髄抑制

　がん治療の副作用によって骨髄の働きが低下し、血液細胞である「白血球」「赤血球」「血小板」が減少している状態を骨髄抑制といいます。

　血液は、骨の中にある骨髄で作られていますが、この骨髄が抗がん剤や放射線などの影響を受けると、血液細胞を作る機能が低下し、さまざまな症状が出現します。一般的に抗がん剤は、細胞分裂が盛んな場所に副作用が出るとされています。骨髄もその影響を強く受け、その結果正常に血液細胞を作ることができなくなります。

　骨髄抑制を完全に防ぐ方法はありません。しかし、骨髄の機能は回復するので、低下している期間の予防と対策が必要になります。骨髄抑制が起きる時期はある程度予想ができるため、自分の体調を知り、血液検査のデータをみながら確認することが大切です。

💜 骨髄抑制が起こると

❀ 白血球の減少 ➡ 感染から体を守る機能が低下し「易感染状態」に

　白血球は、外部から侵入した細菌やウイルスを排除し、感染から体を守っています。特に、好中球とリンパ球が感染から体を守る役割は重要です。好中球は、侵入してきた細菌を飲み込んで(貪食)排除します。リンパ球は免疫反応でウイルスを攻撃します。それぞれ、体内で活躍するのに寿命があり、好中球は数時間、リンパ球は数日から数年といわれています。

❀ 赤血球の減少 ➡ 酸素を全身に供給できなくなり「貧血」に

　赤血球の中のヘモグロビンは肺から取り込んだ酸素を全身に供給する、酸素の運搬の役割を担っており、酸素の運搬がスムーズにいかなくなると、さまざまな症状が出現します。赤血球の寿命は90～120日といわれています。

❀ 血小板の減少 ➡ 出血を止める作用が低下して「出血傾向」に

　血小板は、出血をしたときに、血液を固めて止める役割をしています。寿命は約7～12日間といわれています。

易感染状態とは

　がん治療の副作用により、骨髄抑制が起こって、白血球（主に好中球）が減少し、細菌やウイルスに感染しやすい状態となることを「易感染状態」といいます。感染に対する抵抗力が弱くなっている状態であるため、細菌やウイルスが体内に侵入しないような予防が必要になります。

　また、症状が出た際は早めに対処することが大切です。主に、抗がん剤治療後7～14日目に症状が出ることが多いです。感染が起きた、または起こす可能性の高い場合は、医師から抗菌薬の飲み薬を処方されることがあります。医師の指示通り内服してください。

症状が出たときの生活上の工夫

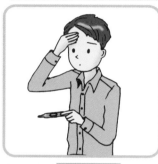

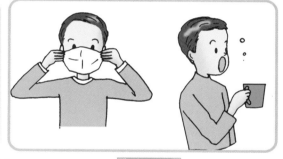

■ ポイント ■

❋ 38度以上の発熱がある場合は医師に相談

体温測定を行い、発熱がないか注意しましょう。特に平熱を知っておき、白血球数値の低い時期に上昇しないか、普段との比較が大切です。

■ ポイント ■

❋ 咳や痰、鼻汁などの風邪症状には要注意！

● 外出時はマスクを着用しましょう
● 外出後や食事の前後、起床時や就寝時には手洗い、うがいを忘れずに行いましょう
● 風邪をひいている人や、人混みには近づかないようにしましょう

こんな時は相談しましょう！

＊体調がおかしいとき（まずはかかりつけの医療機関でもらっている薬があれば医師の指示通りに内服しましょう）
＊薬を飲んでも症状が治まらないとき（無理せず早めの受診が必要です）

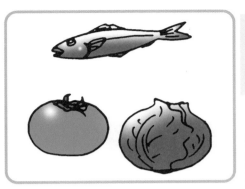

❋ **腹痛や下痢にならないように**
食事は、新鮮なものを新鮮なうち
に食べ、腹痛や下痢を起こさない
ように気をつけましょう

❋ **口腔内を清潔に**
口腔内の清潔を保つため、食後は
丁寧に歯を磨きましょう

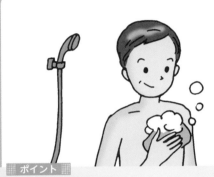

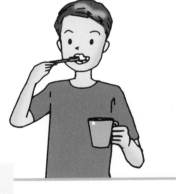

❋ **体を清潔に保つ**
シャワーや入浴など、体を清潔に保ちましょう

　また、尿がしにくくなったり、痛みが起きた場合、お尻を拭くときは、トイレットペーパーで前から後ろ(女性)などのように、肛門を傷つけないように優しく拭きます

　このほかにも、体内にＣＶポートを留置している患者さんは、留置部の痛みや腫れ、発赤などについて、日々皮膚の観察をするようにしましょう。

　また、土にも菌やカビなどが存在します。数値が最低値のときは、庭での作業などは控えたほうがよいでしょう。

❋ **自分が治療何日目なのか知ることが大事**

　自分が治療何日目なのか確認しておきましょう。そして、今までの治療の日数から、いつぐらいから白血球の数値が下がるのかを把握しておき、低くなる時期には特に注意が必要です。

貧血 ～骨髄抑制②～

貧血とは

　貧血とは、血液中の赤血球の中にある、ヘモグロビン (Hb) の濃度が低くなった状態をいいます。ヘモグロビンは酸素とくっつき、体のすみずみへ酸素を運ぶ重要な役割を果たしています。採血によるヘモグロビン値（血色素量）が、成人男性で13g/dL未満、成人女性で12g/dL未満の場合に貧血と診断されます。

　一般的にヘモグロビン値7g/dLを下回ると輸血が必要とされ、息切れやめまいなどの症状も出現しやすいといわれています。

🖤 主な症状

　息切れ、めまい、ふらつき、立ちくらみ、疲労感、頭痛、動悸、顔色が青白くなるなどの症状が現れます。

　ヘモグロビンの減少が慢性的にゆっくり進行すると、自覚症状が出にくい場合があります。

症状が出たときの生活上の工夫

▓ ポイント

❋ ふらつき、めまいがあるとき
　ふらつきやめまい、意識が遠のくような感覚があるときには、すぐにその場にしゃがみ、落ち着くまで様子をみましょう

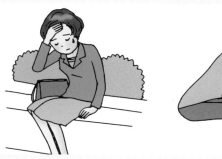

▓ ポイント

❋ 体がだるいとき
　軽めの運動やストレッチは、体のだるさを和らげるのにも効果的といわれています。症状に合わせて体を動かすのも気分転換につながります

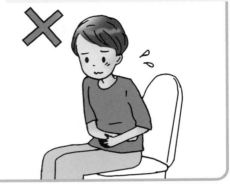

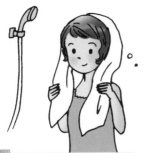

ポイント

☀ 排便では力みすぎない

めまいを誘発しないよう、排便の際に
いきみすぎないようにしましょう

ポイント

☀ シャワー、入浴は短時間で

シャワーや入浴は疲れやすくなる
ため、体に負担のかからない時間
で行いましょう

ポイント

☀ 血行をよくする

保温やマッサージは血行をよくし
手足の冷え改善にも有効です

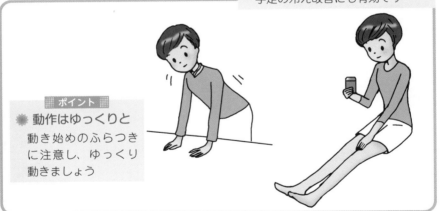

ポイント

☀ 動作はゆっくりと

動き始めのふらつき
に注意し、ゆっくり
動きましょう

　日常生活は休息時間をとりながら、無理のない範囲での活動を心がけま
しょう。症状がつらいときは、周りの人に協力を求めサポートを依頼する
ことも大切です。

こんなときは相談しましょう！

＊めまいやふらつき、息切れなどの症状が強いとき

出血傾向 〜骨髄抑制③〜

出血傾向とは

　血小板は血管の傷ついた部位に集まってかたまりをつくり、止血する作用があります。骨髄抑制により血小板の数が減少すると、出血が起こりやすくなり、血が止まりにくくなります。

💙 主な症状

　青あざができやすい、手足に点状出血（細かい点状の皮下出血）がみられる、鼻血が出る、血尿・血便がみられる、月経量が多くなる、歯ぐきや口の中の粘膜からの出血がみられるなど。ほかにも、出血した部位によってさまざまな症状が考えられます。

症状が出たときの生活上の工夫

　血小板の数が少ないときは、少しの刺激でも青あざができやすくなったり、小さな傷でも血が止まりにくくなったりするので、出血しないように心がけてください。肌の露出を避け、保護するような服を身に着けましょう。衣服は絞め付け過ぎないように注意してください。

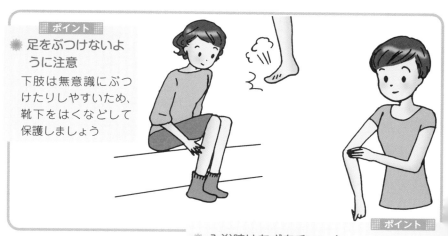

ポイント
* 足をぶつけないように注意
　下肢は無意識にぶつけたりしやすいため、靴下をはくなどして保護しましょう

ポイント
* 入浴時はあざをチェック
　体に大きなあざがないか、シャワー、入浴時に自分の体を確認する習慣をつけましょう

ポイント
❊ 出血したらしっかり止血

適度な力で圧迫し、血が止まるまでしっかり押さえます。氷や保冷剤で冷やすのも血管の収縮を促すため効果的です

ポイント
❊ 排便では力みすぎない

排便時に無理にいきむと出血しやすくなるため、食物繊維を摂取して便の硬さも調整しましょう。肛門も優しく拭いてください

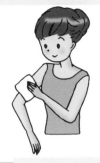
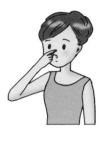
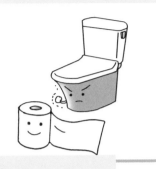

ポイント
❊ 鼻血が出たときは

鼻血が出た際は、小鼻を指でしっかり押さえて5分ほど圧迫します。出血が止まるまでは安静に過ごしてください

ポイント
❊ 歯磨きはやわらかい歯ブラシで

歯磨きでは、粘膜を保護するため柔らかい歯ブラシを使用しましょう

ポイント
❊ 鼻は強くかまない

鼻も強くかまずにやさしくかみましょう

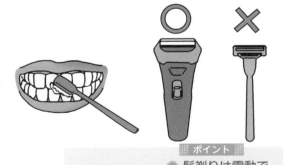
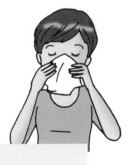

ポイント
❊ 髭剃りは電動で

ひげ剃りは皮膚を傷つけにくい電動カミソリを使用する

こんな時は相談しましょう！

＊圧迫しても出血が止まらないとき
＊圧迫するのが難しい部位からの出血があったとき

便　秘

便秘とは

便秘とは、排便回数の減少などにより便が長い間、腸の中にとどまり、便に含まれる水分が少なくなった状態です。また、排便時に強いいきみが必要だったり、残便感があることをいいます。

 主な症状

腹痛、おなかの膨満感、吐き気など。

便秘の原因

抗がん剤治療をしている場合の便秘は、治療で使用している抗がん剤や吐き気止めなどの副作用によるものが考えられます。

便秘を起こしやすい薬には、次の表のようなものがあります。

また、薬剤によるものだけではなく、吐き気などで食事量や水分量が減少したり、だるさなどから活動量が減少することも便秘の原因となります。

ほかにも、がんそのものが原因となって、大腸の通りが悪くなったり、筋力の低下によっていきむ力が低下してしまったことなどからも起こることがあります。

便秘を起こしやすい薬

抗がん剤	制吐薬	鎮痛剤
オンコビン エクザール ナベルビン パクリタキセル ドセタキセル	アロキシ カイトリル （グラニセトロン）	オピオイド

こんなときは相談しましょう！

＊便が出ずに、おなかが苦しくて吐いてしまうとき

＊強い腹痛が現れたとき

症状が出たときの生活上の工夫

❋ **スムーズな排便を心がける**

食物繊維の多い食品をとることや、水分を
１リットル以上とることを心がけましょう

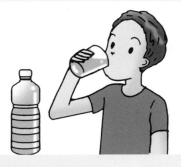

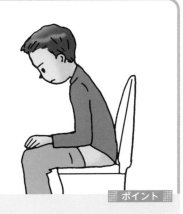

ポイント

❋ **排便の習慣をつける**

便意がなくても毎朝朝食後にトイレに行き、排便を促すようにしましょう。食事が食べられなくても、毎日決まった時間にトイレに行く習慣を取り入れましょう。便意を感じたタイミングを逃さずにトイレに行くことも大切です

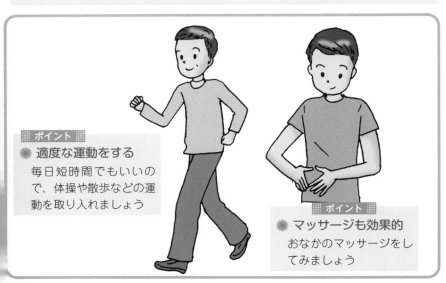

ポイント

❋ **適度な運動をする**

毎日短時間でもいいので、体操や散歩などの運動を取り入れましょう

ポイント

❋ **マッサージも効果的**

おなかのマッサージをしてみましょう

どのような食べ物を摂取したらよいか悩んだときには、看護師や栄養士に相談しましょう。

整腸剤などの薬を、薬剤師と相談しながらとり入れましょう。

下　痢

下痢とは

　下痢とは、便の水分量が増加し、便が液状または泥状などの状態となることを指します。

下痢の原因

　抗がん剤治療の副作用として出現する下痢は、急性と遅発性があります。

急性	抗がん剤投与後、24 時間以内に起こります。主に腸の運動が亢進することで、水分が十分に吸収されずに起きます。持続期間は短く、短期間で治まります。
遅発性	抗がん剤投与後 24 時間以降～数日たってから起こります。抗がん剤により腸の粘膜がダメージを受け、脱水などの症状を引き起こすこともあります。最近では免疫チェックポイント阻害薬によるものも指摘されており、投与開始から数カ月経過してからでも起こることがあるといわれています。

下痢を引き起こしやすい抗がん剤

　下痢を引き起こしやすい抗がん剤には、主に次のようなものがあります。
　イリノテカン・フルオロウラシル・ゲムシタビン・メトトレキサート・ティーエスワン、分子標的薬であるゲフィチニブ・クリゾチニブ・エルロチニブ・アファチニブ、免疫チェックポイント阻害薬 (ニボルマブ・ペムブロリズマブなど) があげられます。

症状が出たときの生活上の工夫

　抗がん剤投与の影響で起こる下痢は、投与後の同じ時期に起きる可能性があります。そのため、薬物療法の前後から、整腸剤の内服方法を工夫する、食事内容や生活リズムを工夫することを取り入れましょう。

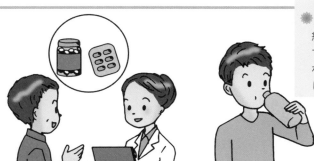

ポイント

❀ **水分摂取の工夫**
経口補水液などを摂取するようにし、脱水にならないよう注意しましょう

ポイント

❀ **整腸剤などの内服方法の工夫**
整腸剤の内服を調整できるよう、薬剤師や看護師に相談しておきます

ポイント

❀ **心身の安静を保つ**
腹部・腰部を温めると腹痛の緩和に役立ちます

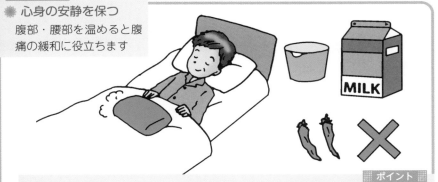

ポイント

❀ **食事の工夫**
香辛料などの刺激の強いものは避け、乳製品を控えましょう
一度の食事量を少なめにし、スポーツドリンクなどを多めにとりましょう

こんなときは相談しましょう！

＊整腸剤や下痢止めの薬の内服方法を知りたいとき
＊血便、激しい腹痛、いつもの排便の回数より7回以上多く排便があり、水様便がみられたとき
＊高齢者の場合、脱水に陥りやすいため、4回以上の水様便がみられたとき

口内炎（口腔粘膜炎）

口内炎とは

　口内炎とは、口腔粘膜の炎症のことです。症状としては、口腔内の乾燥、接触痛、出血、口腔粘膜の発赤、腫脹(しゅちょう)、開口障害、嚥下(えんげ)障害、味覚障害などがみられます。抗がん剤投与後、数日〜10日目ごろに発生し、2〜3週間で徐々に改善します。

口内炎の原因

　薬物療法によって起きる口内炎には2つあります。

　1つ目は抗がん剤の直接的な作用によるものです。唾液は血液中の成分から産生されるため、抗がん剤の影響を受けやすく、細胞分裂が活発な口腔粘膜にダメージを負わせてしまいます。抗がん剤の投与によって、唾液腺が障害されると唾液の分泌が減少し、口腔内が乾燥して粘膜内が障害されるため口内炎が起きます。

　2つ目は好中球の減少によって易感染(いかんせん)状態となり、口腔内の局所感染が引き起こされることで2次的に口内炎が発生します。

症状が出たときの生活上の工夫

　抗がん剤治療開始前に、できるだけ口腔内の環境を整えておきましょう。

　また、抗がん剤治療や放射線治療について相談できる歯科医を探しておくことも大切です。

　口内炎に疼痛(とうつう)を伴う場合は、痛み止め入りのうがい薬や内服薬も活用し、生活への支障が最小限となるように痛みのコントロールをしましょう。

　また、口内炎の影響で、食事を十分にとることができないと、回復にも影響が出てきます。そのため、食事の摂取はとても大事です。

　外来通院の場合は、栄養士などからアドバイスをもらえるよう主治医や看護師へ相談しましょう。

🌸 口腔内を清潔に保つ

- 1日に7～8回程度の含嗽（ブクブクうがい）を行いましょう。うがい薬で行うことが望ましいですが、症状がない場合は水で行います
- マウスウォッシュを使用するときは、ノンアルコール製のものにしましょう

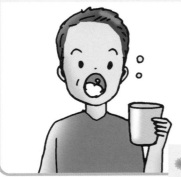
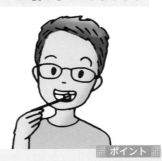

🌸 歯ブラシは柔らかいものを

歯磨きは食後と寝る前の4回行うことをお勧めします。症状が出たときには、柔らかくヘッドの小さいものを活用するとよいでしょう

🌸 刺激物は控える

刺激の強い食べ物を控えましょう。痛みが強い時期は、軟食や栄養補助食品、とろみ食など食事形態の工夫が必要となります

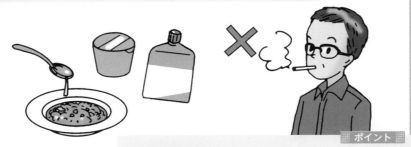

🌸 禁煙厳守

喫煙も口腔内を汚染するため、禁煙が厳守となります

こんなときは相談しましょう！

＊口腔内が白くなってきたとき

＊食事摂取が困難なとき

＊38度以上の高熱がみられたとき

皮膚障害

抗がん剤の種類と副作用

抗がん剤は手術や放射線に並んで「がん治療の三本柱」の1つです。以前より抗がん剤による皮膚障害は見られていましたが、分子標的薬の出現により特有な皮膚障害も見られるようになってきました。副作用を最小限にして治療が継続できるよう、セルフケアとともに医療スタッフに相談していきましょう。

 殺細胞性抗がん剤

抗がん剤には殺細胞性抗がん剤、分子標的薬、ホルモン療法、免疫療法などがあります。

殺細胞性抗がん剤は、主に一般的に使用される抗がん剤です。がん細胞の増殖や腫瘍の増大を抑制し、効果が期待できる一方、正常細胞も攻撃してしまうため、さまざまな副作用症状を伴います。

特に皮膚は水分保持能力やバリア機能が低下し、高度な乾燥、薄くなる、黒ずむなどが起こります。

♦ 殺細胞性抗がん剤の主な皮膚への副作用 ♦

対象疾患	一般名	商品名	皮膚の症状（その他）
大腸がん	イリノテカン	カンプト、トポテシン	発疹、手足症候群、（高度な下痢）
	オキサリプラチン	エルプラット	（嘔吐、末梢神経症状）
	レボホリナートカルシウム	アイソボリン	手足症候群、色素沈着
	フルオロウラシル	5-FU	手足症候群、色素沈着
	カペシタビン	ゼローダ	手足症候群、色素沈着
	テガフール・ギメラシル・オテラシルカリウム	ティーエスワン	色素沈着、落屑＊ ＊落屑：表皮の角層がはがれ落ちる状態
膀胱がん	ドキソルビシン	アドリアシン	発疹
	メトトレキサート	メソトレキセート	色素沈着
	ビンブラスチン	エクザール	（末梢神経炎）

膀胱がん	シスプラチン	ランダ	脱毛
	エトポシド	ベプシド、ラステット	発疹
前立腺がん	ドセタキセル	タキソテール	発赤、皮疹
乳がん 子宮がん	パクリタキセル	タキソール	発疹

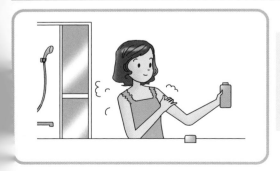

💜 分子標的薬

　分子標的薬は、がん細胞の浸潤・増殖・転移などに関係する因子に作用するように開発された薬剤です。がん細胞に特異的に作用することから殺細胞性抗がん剤と比較して正常細胞への影響は少ないことが多いのですが、一方で薬剤特有の皮膚障害があります。実際には、殺細胞性抗がん剤と併用して使用することも多いです。

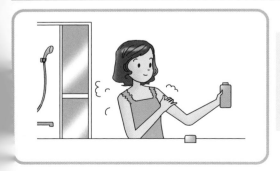

◆ 分子標的薬の主な皮膚への副作用 ◆

対象疾患	一般名	商品名	皮膚の症状
大腸がん	セツキシマブ	アービタックス	ざ瘡様皮疹、発疹、皮膚乾燥、爪囲炎
	パニツムマブ	ベクティビックス	ざ瘡様皮疹、紅斑、発疹、皮膚乾燥、爪囲炎
	ベバシズマブ	アバスチン	脱毛
	レゴラフェニブ	スチバーガ	手足症候群、発疹
腎がん	ソラフェニブ	ネクサバール	手足症候群、発疹、掻痒感
	スニチニブ	スーテント	発疹、皮膚変色、手足症候群
乳がん 胃がん	トラスツズマブ	ハーセプチン	発疹、爪の変化、掻痒感

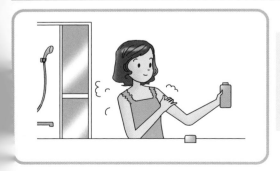

▥▥▥ ポイント ▥▥▥
❋ 皮膚障害を悪化させないためのセルフケア
皮膚症状が出る前から、皮膚を清潔に保ち、保湿剤などで保湿に努めましょう

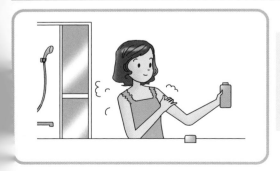

肛門周囲の皮膚炎　～皮膚障害①～

下痢によって起こる肛門周囲の皮膚炎

　薬物療法の影響によって、腸の粘膜が荒れて炎症を起こしたり、感染が起こることで下痢になることがあります。下痢の回数が増えると、便の成分や拭き取る刺激によって肛門周囲に炎症が生じ、出血や痛みを起こすことがあります。

症状が出たときの生活上の工夫

普段から消化のよい食事と十分な水分補給に心がけます。

ポイント

❋ **皮膚を刺激しないようにする**
　下痢の回数が多い際には温水洗浄器は弱めで使用し、トイレットペーパーではこすらずに、押さえ拭きします

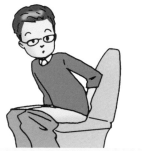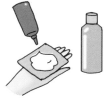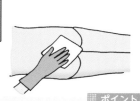

ポイント

❋ **トイレでの工夫**
　トレイットペーパーに吹きかけて使用できる肛門清拭剤（せいしき）を使用したり、あらかじめ肛門にワセリンなどを塗布しておくと皮膚保護に効果的です

こんなときは相談しましょう！

＊１日４～６回以上の激しい下痢があるとき
＊肛門周囲の痛みが続くとき
　（主治医より下痢止めの薬が処方されることがあります。また、下痢による脱水予防に経口補水液もお勧めです）

ざ瘡様皮疹　〜皮膚障害②〜

ざ瘡様皮疹とは

　ニキビのような発疹が、顔面、頭部、胸部、背部、腕、足に生じます。毛が生えている部分には痛みを生じることがあります。

　毛穴に角質がつまって症状を起こしますが、基本的にニキビとは違い無菌性です。日焼けや乾燥、強い刺激によっても症状が現れます。

症状が出たときの生活上の工夫

　普段から保湿を心がけ、体は石けんの泡でなでるように洗います。こまめに保湿剤を塗布しましょう。ナイロンタオルなどでゴシゴシ洗うのは禁止です。頭皮は、シャンプーを泡立てて優しく洗います。真菌感染防止のためのシャンプーを併用することもあります。直射日光を避け、日焼け止めを塗布したり、帽子をかぶりましょう。

♦ 頭皮がかさぶたになってしまったとき ♦

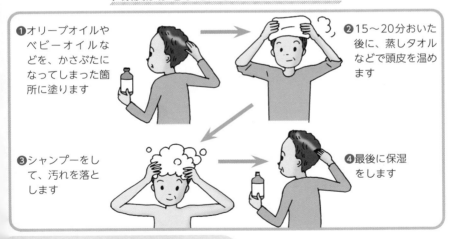

❶オリーブオイルやベビーオイルなどを、かさぶたになってしまった箇所に塗ります

❷15〜20分おいた後に、蒸しタオルなどで頭皮を温めます

❸シャンプーをして、汚れを落とします

❹最後に保湿をします

こんなときは相談しましょう！

＊痛みが強いときや、症状が悪化したとき
　（ステロイド剤が処方されます）

103

手足症候群　～皮膚障害③～

手足症候群とは

　抗がん剤によって手や足の細胞が障害されることにより起こる皮膚障害ですが、詳しくはよくわかっていません。

　手のひらや足裏の部分的な赤みから始まり、荷重がかかる部位の皮膚が硬くなり腫れてきます。痛みを伴うことも多く、悪化すると水ぶくれのような症状になり、足にできた場合は痛みのため歩行ができなくなります。

症状が出たときの生活上の工夫

　手足症候群を防ぐ毎日のケアは保湿と刺激除去、観察がかかせません。症状が出る前に手足の荷重がかかる部分に保湿剤を使用し、内服薬の服用後も継続することが必要です。

　足裏にタコや魚の目がある場合には、事前に医療スタッフに伝えておくことが必要です。その部分に加重がかかり、皮膚障害が悪化しやすくなるためです。皮膚が硬くなった際には、市販の角質ローラーや爪やすりなど

◆ 日常生活での禁止事項 ◆

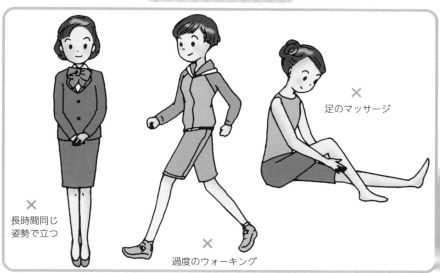

× 足のマッサージ

× 長時間同じ姿勢で立つ

× 過度のウォーキング

で削る方法があります。

　症状出現時にはなるべく安静にして、ステロイド治療が中心になります。ただし、水虫の場合はステロイドは使用できないため、内服前に水虫になっていないかを確認することが必要です。

　痛みで日常生活が困難な場合は、抗がん剤を休薬することがあります。

■■ ポイント ■■

❉ 水仕事にはゴム手袋を
　水仕事をする場合には、綿手袋の上にゴム手袋をつけましょう

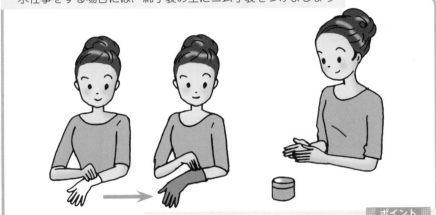

■■ ポイント ■■

❉ 水仕事の後はしっかり保湿
　水仕事の後にはこまめに保湿剤を塗布してください

■■ ポイント ■■

❉ 症状が出る前に保湿剤を塗布しておく
　手足の荷重がかかる部分に保湿剤を塗っておきます

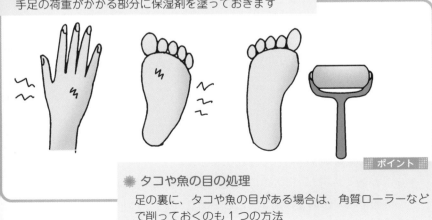

■■ ポイント ■■

❉ タコや魚の目の処理
　足の裏に、タコや魚の目がある場合は、角質ローラーなどで削っておくのも1つの方法

105

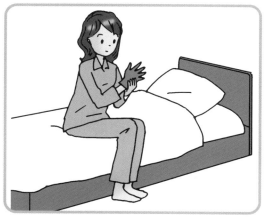

❋ **就寝中も手足を保湿**
夜間の乾燥防止のため、保湿剤を手足に塗った後に綿手袋＋綿靴下で寝るとよいでしょう

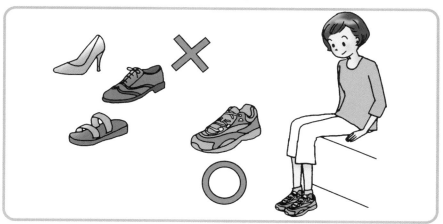

ポイント

❋ **靴は足にフィットしたものを**
履物は普段よりクッション性のある足にフィットしたものを選んでください（インソールを加えて履いてもよい）。特に運動靴がお勧めで革靴やハイヒール、健康サンダルを履くと症状が悪化することがあるので注意しましょう

こんなときは相談しましょう！

＊角質を削っても変化がないとき（医師に尿素入りクリームやサリチル酸配合の保湿剤を処方してもらいましょう）

＊痛みが強く歩行ができない、物がつかめないなどの重症なとき（医師の許可で抗がん剤を休薬することもあります）

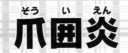

爪囲炎 ～皮膚障害④～

爪囲炎とは

薬剤投与によって、巻き爪のように爪の横の皮膚が腫れて痛む病気です。原因はよくわかっていませんが、巻き爪があると症状が悪化します。

症状が出たときの生活上の工夫

普段から爪は、スクエアーカット（四角にカット）しておくとよいでしょう。巻き爪がある際には、特に注意が必要です。きつい履物を使用して悪化することもあります。自分の足に合った柔らかい靴を履きましょう。

爪囲炎が強い際には、テープをスパイラルに巻く方法があります。

♦ テープをスパイラルに巻く方法 ♦

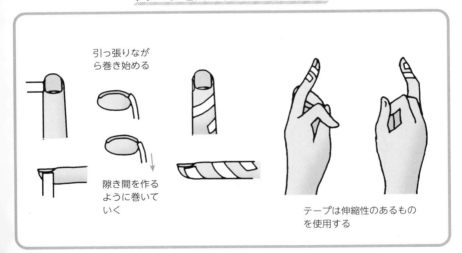

引っ張りながら巻き始める

隙き間を作るように巻いていく

テープは伸縮性のあるものを使用する

こんなときは相談しましょう！

＊爪囲炎が強いとき
（ステロイド剤が処方されたり、w 皮膚科医により巻き爪の部分の爪を引き抜く治療［部分抜爪］や、巻き爪の治療を行うこともあります）

皮膚乾燥　〜皮膚障害⑤〜

皮膚乾燥とは

　薬剤により皮膚の角質水分量が低下し、皮膚が乾燥します。ざ瘡様皮疹（そうよう ひ しん）と同様に日焼けや乾燥、強い刺激により症状が悪化します。悪化すると広く細かい粉が吹いたようになり、さざ波様の亀裂が生じ痛みやかゆみを伴うこともあります。また指先に亀裂が入り、痛みを伴うこともあります。

症状が出たときの生活上の工夫

　こまめに保湿剤を塗布するようにしましょう。

　指先の亀裂は、保湿後に綿手袋を使用します。絆創膏の使用は治りが遅くなるため、モイストヒーリング療法の高機能絆創膏を使用したほうがよいでしょう。手足症候群のケアと同様、保湿剤＋綿手袋がお勧めです。

■ ポイント
❋ 入浴後はすぐに保湿剤を塗布
　保湿入浴剤を使用し、入浴温度は 40 度以下 10 分以内、
　入浴後は 10 分以内に保湿剤を塗布しましょう

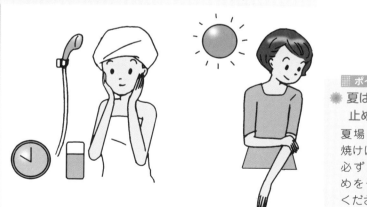

■ ポイント
**❋ 夏は日焼け
　止めを**
　夏場は特に日焼けに注意し、必ず日焼け止めを使用してください

こんなときは相談しましょう！

＊乾燥が悪化したとき（ステロイド剤入りの保湿剤が処方されます）

創傷治癒遅延・多形紅斑 ～皮膚障害⑥～

創傷治癒遅延とは

　抗がん剤の投与後1週間ほど経過すると、白血球数減少などの骨髄抑制が生じるため、患者さんの免疫能力や創傷治癒能力も低下します。くり返し抗がん剤治療を行っている場合には、慢性的に骨髄機能が低下しているため、一度傷ができると治りにくい状況になります。また、糖尿病があると創傷治癒遅延の症状が悪化することがあります。

症状が出たときの生活上の工夫

　傷を作らないような優しいケアを心がけましょう。浸出液がある場合には、非固着性ガーゼ（くっつきにくいガーゼ）で保護します。

こんなときは相談しましょう！

＊傷の治りが悪いとき（軟膏などが処方されます）

多形紅斑とは

　全身に赤い発疹が出ます。これは、薬のアレルギー反応として出ることもあり、かゆみも伴います。

症状が出たときの生活上の工夫

　ステロイド剤の使用や局所の冷却などの治療を行います。悪化させないためには清潔を保ち、刺激を与えないことが大切です。

こんなときは相談しましょう！

＊顔以外に体や手足に発疹が出てきたとき
　（内服を中止することがあります）

脱　毛

症状について

　抗がん剤投与の１〜３週間後より脱毛が始まります。また、１日ですべての髪の毛が抜けるわけではなく、症状が出始め１週間〜10日間くらいで、髪の量はだいぶ少なくなります。

　また、スキンヘッドをイメージする人もいますが、細いふわりとした頭髪が若干残ります。脱毛の症状は、頭髪だけではなく、まつ毛や鼻毛、陰毛や体毛にも起こります。頭髪の症状が早く出現し、その他の部位は、抗がん剤治療を重ねていくうちに出現してきます。薬剤の種類や組み合わせによっても症状の出方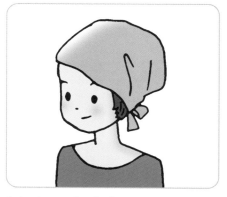は違います。自分がどんな薬剤の組み合わせで、どの程度脱毛するのか、あらかじめ医療スタッフから情報を得ておくとよいでしょう。

　再発毛の時期は、治療終了後３〜６カ月後といわれています。個人差がありますが、以前と違った髪質となることがあります。これは一過性の症状であり、以前よりも柔らかく細い髪質や縮毛のことがあります。

　抗がん剤が終了し、十分な髪の長さになったら、毛染めもパーマも行うことができます。その際は、医療スタッフに確認してから行いましょう。

脱毛の原因

　抗がん剤は、活発な細胞に影響します。髪の毛の細胞も活発に活動している場所なので、抗がん剤治療中には、毛を成長させる毛母細胞が影響を受け脱毛が起こります。正常細胞はダメージを受けても復活しますので、治療後に髪の毛の細胞は徐々に元の働きを取り戻します。

症状が出たときの生活上の工夫

♥ 洗髪をして頭皮を清潔に保つ

　髪の毛が抜けると、みなさん「抜けるのが怖いので、髪を洗いたくない」「脱毛中、どうやって洗うのか」と不安や疑問をもたれます。

　脱毛しても、頭皮には汗と皮脂は分泌されるので汚れます。このため、体を洗うように頭皮も洗う必要があります。

　洗髪方法は、脱毛前は、通常の方法で大丈夫です。

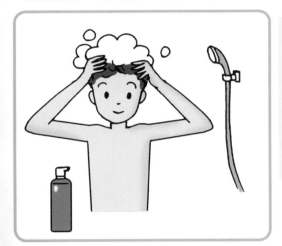

▦ ポイント ▦

❋ 脱毛中は頭皮を軽くマッサージするように洗う

脱毛中は、抜けた髪が絡むのを避けるため、手のひらにゆるく泡立てたシャンプーを乗せて、軽く頭皮をマッサージするように洗います。その後、シャンプーを流しながらすすぎます

COLUMN

抗がん剤治療中は、シャンプーを変えたほうがよいの？

　抗がん剤治療中に特別なシャンプーに変えることは、特に勧めてはいません。現在使っているシャンプーで刺激が強いものや、使っている際にしみるなどの症状があれば、シャンプーの変更を検討します。

　シャンプーの変更を検討する際は、薬局やドラッグストアで「低刺激」「肌に優しい」などと書かれている商品を選択するとよいでしょう。

　ただし、現在のところ低刺激の定義はさまざまであり、実際にご自身の肌に合うかどうかの問題があります。新しいものに変えるときは、サンプルや小さいボトルを購入し、それで試してから通常サイズのボトルを購入するほうがよいでしょう。

脱毛中の洗髪では「いつまですすいでよいのかわからない」と感じるかもしれません。髪をすすぐと同時に「頭皮をきれいにすすげたな」と実感した時点で終了して大丈夫です。

💜 頭皮を冷やすことで脱毛を抑える

米国では、2015年に米国食品医薬品局（FDA）より、乳がん薬物療法を受ける女性の、脱毛症を予防するための頭部冷却装置（DigniCap）が承認されています。

日本では、臨床試験が少ないことや保険適応外の自由診療であることから、実際に行っている施設は少ない状況です。今後は、処置費用の問題やどのような患者さんに行うかなどさまざまな課題があり、臨床試験を通して明確になっていくと考えられます。

今、ご自身で関心をもっているのであれば、まずは通院中の病院で、頭皮冷却に対応しているか、この処置の費用はどうなっているのかなどを確認してみるのもよいでしょう。

💜 抜け毛はこまめに片づける

髪の毛は、通常の生活の中でも抜けていますが、抗がん剤による脱毛は、力を加えなくてもパラパラと顔や肩に落ちてきます。このため、落ちた髪の毛が周囲に飛散してしまいます。

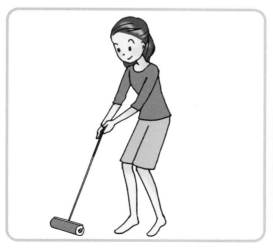

ポイント

❋ カーペットクリーナーなどで抜け毛をとる
自宅でのお掃除グッズとして、カーペットクリーナーやガムテープなどを準備しておくこともお勧めしています

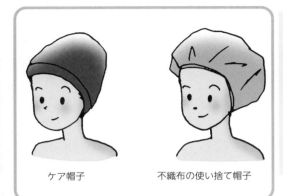

ケア帽子 　　　　不織布の使い捨て帽子

❤ ヘアスタイルの変更について

　治療前にご自身のヘアスタイルの変更も考えておくとよいでしょう。通常はショートカットスタイルをお勧めしますが、長年ロングヘアの方には勇気が必要かもしれません。そのようなときは、一度セミロングにし、脱毛症状が出てから、思いきって短くすることもできます。

　脱毛症状が出てから美容院に行ってもかまいませんが、事前に「行きつけの美容院でカットするか」「通院している病院の床屋や美容室も利用できるか」など、症状が出たときに、あわてずに行動できるように考えおくとよいでしょう。

COLUMN

脱毛中に周囲の目が気になってしまうときは

　脱毛中にヘアスタイルを変えたとき、またはウィッグにしたときに「病気と気づかれるのでは？」「周囲の目が気になってしまって…」、このような声もよく聞きます。でもあなたが、職場や友だちに会ったとき「あれ？髪型変えた？」などと声をかけるのは、おそらく話しやすく親しい間柄の人ではないでしょうか。「髪型変えた？」と声をかけられても、「私に関心のある人だから声をかけてくれた」と、考え方をチェンジするのはどうでしょう。がん治療が始まると、通常の何気ない会話でも、病気と結びつけて考えてしまいがちです。「以前だったらどう感じたかな？」など、ちょっとだけ広い視野で自分の気持ちを考えてみましょう。

♥ ウィッグやバンダナなどを使用しておしゃれにカバーする

　脱毛してしまったときは、ウィッグや帽子、バンダナ、スカーフなどを利用することでカバーできます。これらについては、ご自身の生活スタイルを考え、事前に準備しておくとよいでしょう。

　例えば、治療中でも、仕事や習い事、友だちと会うことも可能ですので、こうしたときにウィッグを利用することができます。必要であれば購入を検討してみてください。購入時期は、できれば脱毛症状が出る前のほうが気持ちに余裕がありますので、ゆっくり選ぶことができます。

　はじめての購入となることが多いので、どこで購入できるか、値段はいくらなのかなど、情報を集めておくとよいでしょう。病院内の相談室や、昨今増えているアピアランスケア（治療中の外見ケア）の部署などに足を運んでみてもよいでしょう。

　ウィッグを購入する際のポイントは大きく３つあります。

ポイント1　自分にあった価格

　値段は１万円～数十万円の高価なものまでたくさんあります。ウィッグは洋服と同じで、ブラント品だと高価なものが多いです。しかしながら、高価なものが自然に見えるということもありません。通常、１～５万円程度の範囲で検討をお勧めしています。

ポイント2　自分にあった被り心地

　メーカーによって素材の違いがあります。

　髪の毛の素材には、人毛、ミックス（人毛と人工毛の混合）、人工毛など数種類があります。必ずしも人毛がベストというわけではありません。最近は加工技術の向上から、人工毛やミックスタイプでも、本物の髪の毛に見えるものもあります。

　人毛は、洗った後にブローし髪の毛を整える必要がありますが、人工毛は、形状が元に戻りやすいので、手入れが楽というメリットがあります。

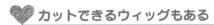

ポイント3 自分にあったスタイル

難しく考えずに、自分に似合うものでOKです。

💟 カットできるウィッグもある

ウィッグにすると、以前の自分と同じ髪型にするのか、まったく違う髪型にするのかも自由に選べます。ウィッグの前髪を少しカットしたり、全体の毛髪のボリュームをカットして調整すれば、自分の顔にさらになじませることもできます。

購入先でカットしてくれることもありますが、美容院でも対応可能なところがあります。事前にウィッグカットは可能か、値段はどれくらいでカットしてもらえるのか、問い合わせるとよいでしょう。おそらく散髪程度の料金で対応してもらえると思います。

また、ウィッグを購入しないという選択もあります。さまざまな種類の帽子やスカーフをつけ、日々の洋服もそれに合わせ、素敵なスタイルで過ごされている人もたくさんいらっしゃいます。

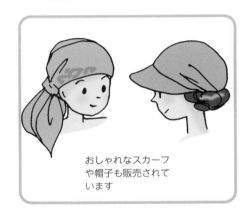

おしゃれなスカーフや帽子も販売されています

自分がいちばん納得できるスタイルを選びましょう。

COLUMN

ウィッグの助成金が支給される自治体もある

自治体によっては、がん治療の副作用で脱毛症状がありウィッグを購入した際に、補助金として1万円、または、上限3万円などを支給しているところもあります。

市町村によって、金額や細かな条件が違います。購入前にお住まいの自治体に一度確認してみるとよいでしょう。

末梢神経障害

症状について

　末梢神経障害は、がんの治療中に多くみられる症状の1つです。抗がん剤治療の最初の1、2回は症状がないことも多いですが、治療をくり返すと手足のしびれ、痛み、知覚鈍麻、灼熱感、足に力が入らない、歩行困難感、筋肉痛など、さまざまな症状が現れることがあります。

　これらの症状の感じ方は、患者さんによってさまざまです。また、命に関わることはほとんどありません。しかし、患者さんの日常生活には大きな影響を及ぼす可能性があります。

＜末梢神経障害の種類と具体的な症状＞

障害の種類	具体的な症状・変化
感覚障害	手先・足先がしびれる／手足がジンジン・ピリピリする／耳が聞こえにくい／砂利の上を歩いているような不愉快さが続く／手袋をはめている・靴下を履いているような感じがする／指先にジリジリするような熱感がある　など
運動障害	手足に力が入らない・動かしにくい／足先が垂れてつまずきやすい／つかんでいた物を落としやすくなった／うまく歩けなくなった／飲みこむのが困難になった／文字が思うように書けなくなった／服のボタンが留めにくくなった　など
自律神経障害	便秘／尿が出にくい／腹痛／起立性低血圧　など

末梢神経障害の原因

　抗がん剤治療に使われる薬剤が末梢神経系に影響を及ぼす原因は、薬剤が神経細胞（軸索や神経細胞体）にダメージを与えるためではないかと考えられています。

しかし、すべては解明されておらず、有効な治療法も確立されていないのが現状です。

＜末梢神経障害を起こしやすい主な抗がん剤＞

	一般名	商品名
殺細胞性抗がん剤 ＊細胞が分裂して増える過程に作用する抗がん剤 ＊細胞増殖の盛んな細胞を障害する	パクリタキセル	タキソール
	パクリタキセル （アルブミン懸濁型）	アブラキサン
	ドセタキセル	タキソテール
	ビノレルビン	ナベルビン
		ロゼウス
	ビンクリスチン	オンコビン
	ビンブラスチン	エクザール
	ビンデシン	フィルデシン
	オキサリプラチン	エルプラット
	シスプラチン	ランダ
	カルボプラチン	パラプラチン
	ネララビン	アラノンジー
	レナリドミド	レブラミド
分子標的薬 ＊がん細胞に存在する特殊な物質を、ピンポイントで攻撃する抗がん剤	ボルテゾミブ	ベルケイド
	イキサゾミブ	ニンラーロ
	トラスツズマブ エムタンシン	カドサイラ
	ブレンツキシマブ ベドチン	アドセトリス

💙 症状の観察

　適切なケアを継続していくためには、自分の状態を観察し、よく把握しておくことが大切です。症状の部位、程度、変化などを継続して観察しましょう。知覚鈍麻により傷やアザができても気づかない場合もありますので、入浴時などに全身をチェックすることも大切です。

💙 遠慮なく医療スタッフへ伝える

　しびれなどの神経障害は、患者さんの主観的な症状であり、周囲の人には気づかれにくいものです。そのため、症状を医療スタッフに伝えることは、適切な治療やサポートを受けながら症状とうまく付き合っていくために欠かせません。身の回りのことなど、今までできていた日常生活の動作ができなくなったり、痛みを感じるようになると、治療の継続や日常生活を維持することが難しくなる場合があります。症状を我慢せず、遠慮なく医療スタッフに伝えることが大切です。どのようなとき症状を強く感じるか、日常生活で困っていることや症状の変化、気になることを具体的に医師や看護師に伝えましょう。

💙 血液循環をよくする工夫

🩹 マッサージ

　血行をよくするとしびれが悪化しにくいことがあります。入浴時などに

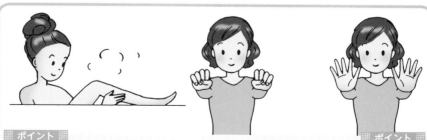

ポイント
❋ お風呂で優しくマッサージ
お風呂の中で、軽く揉むように優しくマッサージしましょう

ポイント
❋ グーパー運動も血行をよくする
手のひらや足の指のグーパー運動（閉じたり開いたり）もよいといわれています

お湯の中で優しくマッサージをしましょう。ただし、抗がん剤によって皮膚が弱くなっている場合がありますので、強くこすらず優しくなでる、軽く揉むなどがよいでしょう。

✿ 保温

温めることで症状が和らぐ場合があります。

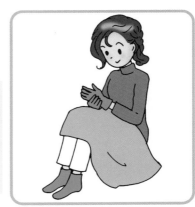

> **ポイント**
>
> ❋ **靴下や手袋で保温する**
> 厚手の靴下や手袋をうまく活用して、手足を温めましょう。締め付けがきついものは、血液循環を妨げるので避けましょう

✿ 運動

無理のない範囲で運動を行いましょう。運動は気分転換にもなります。ただし、転倒には気をつけてください。

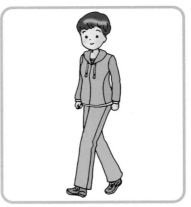

> **ポイント**
>
> ❋ **適度な運動で気分転換を**
> 体調がよいときは、散歩などの適度な運動をすれば気分転換にもなります。

✿ 寒冷刺激への対応

抗がん剤によっては、手足を冷やしたり冷たいものに触れたりすることで、症状が悪化する場合があります。

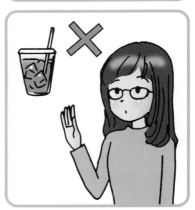

> **ポイント**
>
> ❋ **冷たいものは避ける**
> 冷たいものに触れたり、冷たい飲み物を飲んだりすることを控えましょう

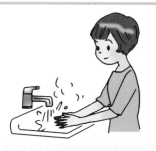

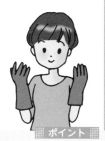

ポイント

❋ 洗面・手洗いは温水で

患部を冷やさないよう、可能な限り温水を使いましょう

❋ 手袋やゴム手袋を利用する

患部を刺激しないことと、保温を心がけましょう

ポイント

❋ 冷たいところに座らない

床など冷たさを感じるところに直接座らない

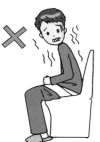

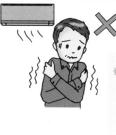

ポイント

❋ エアコンで体を冷やさない

エアコンなどの冷気に体をさらさないことも大切です

💜 **安全に生活するための工夫**

🦶 **転倒予防**

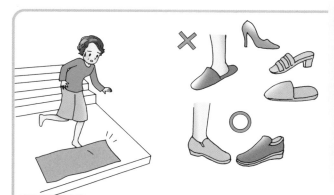

ポイント

❋ 脱げにくい履物を

脱げやすいスリッパやサンダル、転びやすいヒールが高い靴を避け、できるだけかかとを包む形の脱げにくい履物を使用しましょう

ポイント

❋ 階段や段差などには注意が必要

足のしびれや筋力の低下によって、転倒やケガをしやすくなります。階段やちょっとした段差、玄関マットなど滑りやすい敷物には注意しましょう

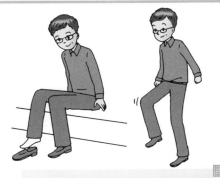

ポイント

❋ 靴は座って履く

靴を履いたり脱いだりするときは座って行い、つまずきやすい物を床に置かないようにします

ポイント

❋ 太ももを上げて歩くように意識する

歩くときは太ももを上げる、かかとから付く、などを意識して転倒を予防しましょう

🔻 車の運転に注意

　足の感覚が鈍くなっている場合、アクセルとブレーキが踏みにくくなることもありますので、自動車の運転をする場合は、注意が必要です。

🔻 やけどの予防

　しびれによって感覚が鈍くなり、熱いものに触れても気づかず、やけどをしてしまうことがあります。

ポイント

❋ 熱いものに直接触らない

鍋、やかんなどの熱い調理器具や、熱いどんぶり、湯飲みなどには直接触れず、鍋つかみやタオルを使うとよいでしょう

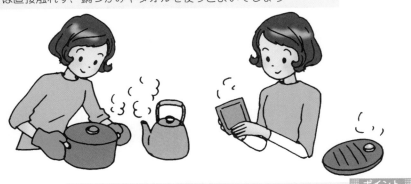

ポイント

❋ 低温やけどに注意する

低温やけどをしないように、湯たんぽやカイロなどは短時間の使用にとどめます。ストーブによるやけどにも注意が必要です

121

❧ 締め付けない工夫

❋ **アクセサリーなども要注意**

アクセサリーや時計などで、指や手首などを締め付けないようにしましょう

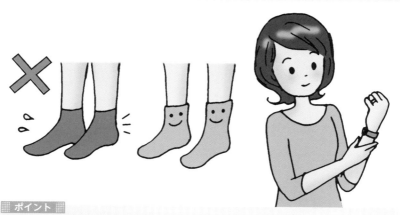

❋ **靴下や服は、大きめのサイズに**

きつめの靴下、サイズが小さい靴や服は避けましょう。ただし、靴は大きめのサイズでは脱げやすく転倒につながるので気をつけましょう

❧ 日常生活の工夫

❋ **調理器具を活用する**

包丁などで手を切らないように気をつけましょう。ピーラーやフードプロセッサーを使用し、肉や魚は店でカットしてもらうのもよいでしょう

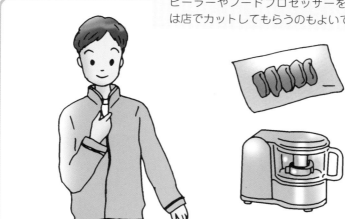

❋ **ボタンやファスナーを工夫する**

衣服のボタンをファスナーやマジックテープに変える、伸縮性のある生地の洋服を選ぶなどの工夫により、スムーズに着替えやすくなります

✳ 箸が使いにくいときは

箸が使いにくい場合は、スプーンやフォークで代用しましょう。柄が太いほうが持ちやすいかもしれません

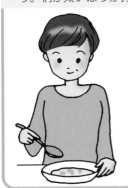
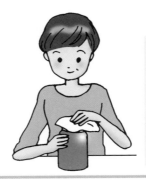

✳ フタが開けにくい物は

ペットボトルのフタはオープナーや滑り止めシート、タオルなどを使うと開けやすくなります

✳ 爪切りは爪やすりを使って

しびれによって爪切りが難しい場合は、爪やすりを使用してみましょう

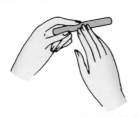
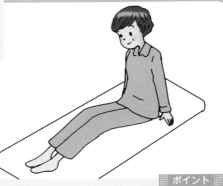

✳ 起立性低血圧に注意

起き上がる、立ち上がる動作はゆっくりと行い、起立性低血圧（低い姿勢から立ち上がるなどのときめまいや立ちくらみが起こる）の症状に注意しましょう

こんなときは相談しましょう！

＊これまでのしびれと違う感覚や変化があったとき

＊今までできていたことができなくなったり、痛みがある、症状が強くなってきた、しびれの範囲が広がってきたときなど

[例] 服のボタンが留めにくい、物をよく落とす、歩行がうまくできない、つまずくことが多い、階段が上がれない、字がうまく書けない、飲み込みにくい　など

倦怠感

けん　たい　かん

症状について

　倦怠感は、普段の生活活動量には関係なく、日常生活を妨げる苦痛が続く患者さん自身が感じる感覚です。具体的には、「だるい」「体が重い」「力が出ない」「元気が出ない」「やる気が起きない」「集中力が低下する」「いつもの生活が送りづらい」と感じるなど、疲れた感覚のことです。

　倦怠感は、治療中のがん患者さんが体験する一般的な症状です。がん患者さんは、代謝とエネルギーの消費が亢進するため、がんを患っていない人よりも少ない活動量で疲れやすくなります。

🖤 治療が終わると症状は緩和される

　薬物療法を受けた患者さんの場合、一般的に各治療後の数日間に最も強いだるさを感じます。それから次の治療までの間に症状は軽くなっていきます。通常、だるさは治療サイクルごとに強くなります。がんの治療が終了すると症状は緩和されますが、患者さんの多くは、数カ月から数年にわたり症状を感じることがあります。

倦怠感の原因

　倦怠感のメカニズムはまだ十分解明されていませんが、多くの要因が複雑にからみあって発生すると考えられています。がん患者さんが感じる倦怠感には、次のような要因が考えられます。

　がんそのものの影響、がんに付随して生じる症状、がん治療の副作用、使用薬剤の影響、貧血、痛み、栄養状態の低下、筋力低下、活動量の低下、感染症、脱水、電解質異常、不安、不眠、気分の落ち込み、ストレス、呼吸障害、または十分な酸素を取り入れることができない状態などです。

症状が出たときの生活上の工夫

　倦怠感に対する有効な治療法は十分には確立されていません。倦怠感の

原因と考えられる症状に対して、治療が行われます。

　原因が明らかでない場合や病状によっては、倦怠感を完全に取り除くことは難しいため、少しでも症状を改善し、日常生活のなかで対処しながらうまく付き合っていくことを目指します。

❀ 症状の把握

　まずは、自分の症状の出現パターンを把握しましょう。治療後いつごろ症状が強くなり、どの程度で軽減してくるのか、1日の中でも倦怠感が強い時間帯と弱い時間帯など、症状の程度に合わせて自分のペースで生活するよう心がけましょう。「症状日記」のようなものを記載するのもお勧めです。

❀ 1日のスケジュールを調整する

　症状の出現パターンをふまえて、倦怠感が強いときには休息を優先し、倦怠感が弱い時間帯に、1日の中で優先したい活動や多くのエネルギーを必要とする活動をするとよいでしょう。そして、不要不急の活動は後に回す、一度に取り組む活動は1つにするなど、1日の中でスケジュールを調整しながら、無理なく日常生活をすごせるようにしていきます。普段よく使うものは手の届くところに置いておくなど、環境面での工夫もできます。

❀ 活動と休息のバランスをとる

　日中は、少しずつこまめに休息をとり、活動と休息のバランスをとることが、疲労を回復しやすくし、活動を可能にするコツの1つです。休息をとる場合は、楽な姿勢で休みましょう。クッションや抱き枕、バスタオルなどを使って工夫するのも1つの方法です。

　倦怠感が強く家事や仕事がつらいときや、負担がかかりそうな活動は、1人で頑張らずに、家族や身近な人に手伝ってもらうのもよいでしょう。

　また、夜ぐっすり眠れないと感じたり、寝つきが悪い場合は、睡眠薬の処方を受けられる場合があります。担当の医師に相談してみましょう。

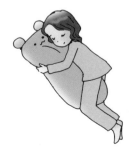

適度に運動する

倦怠感に対して休息は重要ですが、安静にしすぎると筋力や体力を低下させ、さらに症状が強くなる可能性があります。体調に応じて体を動かしましょう。

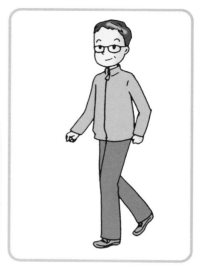

ポイント

ウォーキングや体操などで、有酸素運動を行う

可能な範囲でウォーキングや水泳、体操などの有酸素運動を行うことで、倦怠感や睡眠の改善につながるといわれています

リラクゼーション、気分転換など

手足のストレッチやマッサージなどを行うことで、緊張感が和らぐことがあります。自分が心地いいと感じ、リラックスできる方法を日常生活に取り入れてみましょう。運動や趣味を楽しむ時間を作り気分転換することは、つらい症状やストレスを和らげることにつながります。

ポイント

ストレッチをする

手足のストレッチをして、緊張感を和らげる

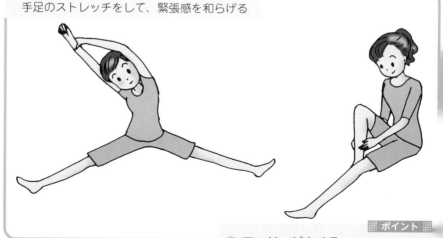

ポイント

マッサージをする

マッサージをして、緊張感を和らげる

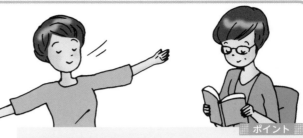

ポイント

❀ 深呼吸してリラックス

深呼吸して緊張感を和らげ、リラックスを心がけるとよいでしょう

ポイント

❀ 趣味の時間を作る

読書をしたり、絵を描いたり、音楽を聞いたりなど、趣味を楽しむ時間を作って気分転換しましょう

ポイント

❀ 親しい人と過ごす

親しい人と一緒に過ごす時間を作って、楽しむこともよいでしょう

ポイント

❀ アロマセラピーを試してみる

アロマセラピーなども、症状の緩和やストレスを和らげることにつながります

こんなときは相談しましょう！

＊つらさがいつまでも続くとき

（倦怠感は表現しづらい症状ですが、「だるい」「集中できない」「何もやる気が起こらない」「眠っても疲れが取れない」「疲れやすい」「食欲が出ない」など、具体的に伝えましょう。

いつごろから症状が出たのか、どのようなときに出るのか、どのくらい続くのか、生活にどのように影響があるのか、どのように困っているのかなども、併せて伝えるようにしましょう）

むくみ（浮腫）

症状について

　むくみは浮腫ともいいますが、「手足がだるい」「重い」「靴下のあとがつく」などの軽い症状から、「手足の皮膚を押すとへこんで戻らない」「皮膚が硬くて張っている」など、皮膚の症状が明らかで苦痛を伴う場合などがあります。

むくみの種類と原因

　むくみは、細胞と細胞の間に水分が貯まることによって起こります。原因によって全身性浮腫と局所性浮腫に分類することができます。

全身性浮腫	全身に現れます。原因としては心臓や腎臓の機能低下、栄養の低下、貧血、薬剤によるものなどがあります。
局所性浮腫	体の一部に現れます。原因としては静脈瘤や炎症、リンパ浮腫などがあります。

抗がん剤によるむくみ

　抗がん剤によるむくみは全身性浮腫の1つで、顔、手、足などに出現します。これは、抗がん剤により細胞と細胞の間を埋めている水分のバランスが崩れて水分が貯まってしまうことで起こるといわれています。

　特に、抗がん剤のドセタキセルは特有な硬いむくみを生じることがあり、治療回数が増えると発生しやすいといわれています（総投与量が350〜400mg/㎡に達する程度）。

　また、乳がんや婦人科がんで、リンパ節郭清術によりリンパ節をとっているい場合は、抗がん剤によるむくみがリンパ浮腫を引き起こすこともあると考えられています。

むくみを起こしやすい薬剤

分類	一般名（商品名）
天然物由来抗がん剤	ドセタキセル（タキソテール）
	パクリタキセル（タキソール） ＊頻度は低い
分子標的薬	イマチニブ（グリベック）

シスプラチン（ランダ、アイエーコール）や、大量のメトトレキサート投与時にも補液量が多くなるため、むくみが出現しやすくなります。

症状が出たときの生活上の工夫

むくみが出現してからケアするのではなく、予防が大切です。ケアしていても抗がん剤によってむくみが出ることはありますが、放っておくと日常生活に支障をきたすこともあるので、適切にケアすることが重要です。

💙 むくみの予防

🍀 むくみのチェックをしましょう

まぶたが重い、手足がだるい・重い、物が握りにくい、靴下のあとがいつもよりついてしまう、靴が履けないなどの症状はないか、**むくみのチェックが大切です**。症状がある場合は医師や看護師に伝えましょう。

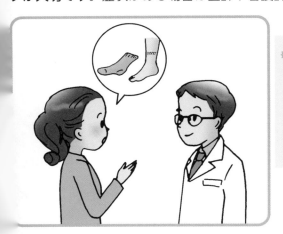

▦ ポイント ▦

❋ むくみの症状があったら、医師や看護師に伝える

靴下のあとがついてしまったり、いつもの靴が履けないなど、むくみの症状がある場合は医師や看護師に伝えるようにしましょう

🍀 体重の変化がないかをチェックしましょう

抗がん剤投与中は、毎日同じ時間に同じ条件で体重をチェックし、体重が急激に増えたときは医師に報告しましょう。利尿剤が処方される場合があります。

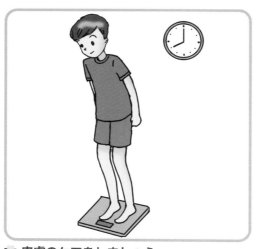

ポイント

🌸 **体重をチェックする**

いつも同じ時間に同じ条件で体重をチェックし、急激に体重の増加がみられたときは、医師に報告しましょう

🍀 皮膚のケアをしましょう

皮膚の乾燥や傷は炎症を起こす原因となることがあります。炎症を起こすとむくみにつながることがありますので、普段から、皮膚をよい状態にしておくことが大切です。

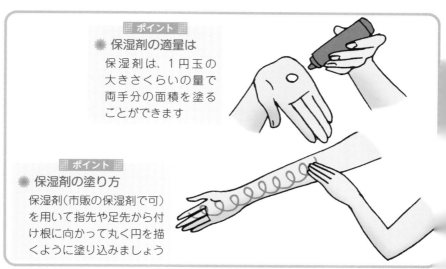

ポイント

🌸 **保湿剤の適量は**

保湿剤は、1円玉の大きさくらいの量で両手分の面積を塗ることができます

ポイント

🌸 **保湿剤の塗り方**

保湿剤（市販の保湿剤で可）を用いて指先や足先から付け根に向かって丸く円を描くように塗り込みましょう

❀ 軽い運動をしましょう

筋肉を動かすことはむくみの予防に効果的です。

> **ポイント**
>
> ❀ **軽くストレッチする・散歩する**
> 軽くストレッチをして筋肉を動かし、むくみの予防をしましょう

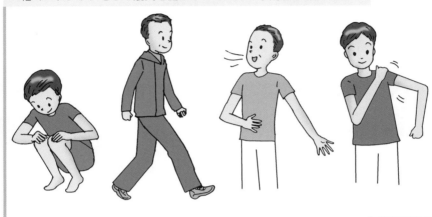

> **ポイント**
>
> ❀ **肩回しや腹式呼吸をする**
> 肩回しや腹式呼吸も取り入れるとよいでしょう

♥ むくみのケア

実際にむくみが出現した場合にはケアをしてみましょう。

❀ 清潔にしましょう

お風呂に入っていれば、それ以上にケアすることはありません。

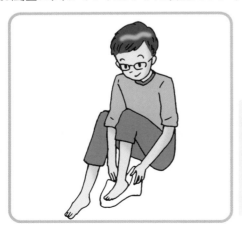

> **ポイント**
>
> ❀ **お風呂に入れなくても清潔を保ちましょう**
> お風呂に入れない状況の場合は手や足を拭くなど、できるだけ清潔を保ち、細菌数を減らしましょう

🌺 保湿をしましょう

　むくみが出現した場合も保湿が大切です。皮膚が乾燥した状態ではマッサージや圧迫療法などのケアをすることが難しくなり、さらに傷つきやすく炎症の原因となります。予防のときと同じように保湿剤を丸く塗り込んで、しっとりした皮膚を保ちましょう。

🌺 軽い運動をしましょう

　軽いストレッチや散歩など、筋肉を動かすことはリンパの流れを促進します。

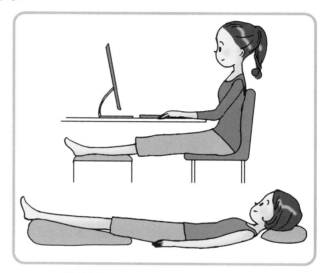

━━━ ポイント ━━━

🌸 むくんでいる部分を少し上げるようにしましょう
特に足がむくんでいる場合は、足を下におろすより、昼間は椅子などを使用してなるべく上げておきましょう。夜は薄い布団などを足の下に敷いて高くする（10 cm 以下でよい）とよいでしょう

こんなときは相談しましょう！

＊ケアをしていてもむくみが改善しない場合
　（自己判断で、勝手に弾性ストッキングなどを購入して使用したり、いいかげんなマッサージなどをすると、かえってむくみを悪化させることがあるので、まず医師や看護師に相談しましょう）

🍀 軽いマッサージをしましょう

マッサージの前に、

①肩回し10回/日

②腹式呼吸5回/日程度

をするとリンパの流れが促進されます

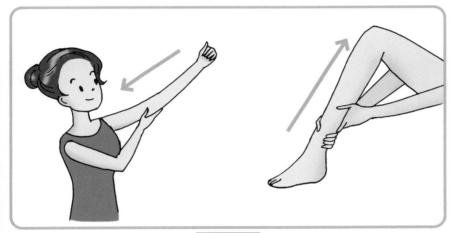

▨▨▨ ポイント ▨▨▨

🌸 マッサージでリンパを流しましょう

マッサージは手の先、足の先から体幹側（体の中心）に向かってさすります。力はいりませんので、皮膚が引っ張られる程度まで密着させてさすりましょう

COLUMN

皮膚症状のほかに発熱があるときは要注意

「皮膚が赤い」「その皮膚が熱をもっている」「腫れている」などの症状のときは、炎症の可能性があります。

皮膚の症状のほかに発熱があると「蜂窩織炎」という炎症を起こしていることもあります。この炎症は命に関わることがありますので、必ず医師の診察を受けましょう。炎症があるときには、完治するまで保湿以外のケアはお休みしてください。

肝障害

症状について

　肝障害の症状には、倦怠感、腹部膨満感、むくみ、黄疸（目や皮膚が黄色くなる）、腹痛、食欲不振、吐き気、嘔吐、下痢などがあります。

　薬剤の投与を開始してから数週間後に現れることが多いとされています。ただし、肝臓は症状の出にくい臓器といわれており、受診時の血液検査で発見されることもよくあります。抗がん剤投与による肝障害が疑われた場合は、抗がん剤の減量、中止、変更を考慮します。

肝障害の原因

　多くの抗がん剤は肝臓で代謝されます。そのため肝臓の代謝能力を超える抗がん剤が投与されたり、もともと肝機能障害があった人は肝障害のリスクが高まります。

◆ 肝障害の原因となりやすい主な抗がん剤 ◆

一般名	商品名	一般名	商品名
エトポシド	ベプシド、ラステット	メトトレキサート	メソトレキセート
ビンクリスチン	オンコビン	シクロホスファミド	エンドキサン
カルボプラチン	パラプラチン		

症状が出たときの生活上の工夫

　特別な治療法はありません。倦怠感、黄疸、食欲不振、吐き気、嘔吐、下痢、むくみ、腹部膨満感など、自身の症状の観察を行い、異常の早期発見に努めましょう。

　体力を消耗させる運動は控え、十分な休息と睡眠をとりましょう。たんぱく質不足に注意し、栄養バランスのよい食事をとりましょう。アルコールは肝臓に大きな負担となりますので、お酒は原則禁止です。また、市販薬を含め、医師に指示された薬以外は飲まないでください。

休息と睡眠が大事
　十分な休息と睡眠をとりましょう

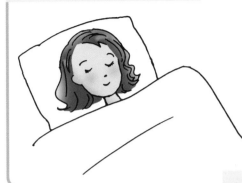
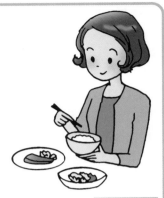

栄養バランスのよい食事を
　特にたんぱく質不足に注意しましょう

お酒は控えましょう
　アルコールは肝臓に大きな負担となりますので控えましょう

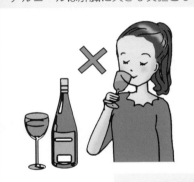
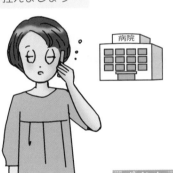

黄疸が出たり意識がぼんやりしたら
　黄疸が現れたり、意識がぼんやりするような症状があれば、
すぐに医師へ連絡しましょう

こんなときは相談しましょう！

＊体が著しくだるくなったと感じられたとき
＊黄疸が現れたとき
＊意識がぼんやりするとき

腎障害

症状について

　自覚症状が乏しいため、受診時の血液検査で発見されることがよくあります。腎障害が悪化すると、体重増加、むくみ、尿の減少、食欲低下、心不全、呼吸困難などの症状が現れることがあります。また、腎障害が重くなると抗がん剤の休薬や中止を考慮します。

腎障害の原因

　腎臓は、抗がん剤だけでなくさまざまな薬剤を尿の中に捨てる働きをしています。そのため、治療によって腎臓自体が影響を受ける可能性があります。高齢になるとさまざまな薬を使う機会が増えるうえに、若いときに比べて腎機能が低下しているため、薬の排泄が悪くなり腎障害を起こしやすくなります。

♦ 腎障害の原因となりやすい主な抗がん剤 ♦

一般名	商品名	一般名	商品名
シスプラチン	ランダ、アイエーコール	シクロホスファミド	エンドキサン
イホスファミド	イホマイド	メトトレキサート	メソトレキセート
マイトマイシンC	マイトマイシン		

症状が出たときの生活上の工夫

　抗がん剤の腎障害に対し、有効な治療法は確立していません。予防の基本は、水分を十分に補給することと尿を出すことです。

　まずは、抗がん剤治療の当日から3日目までは、最低でも1日1リットルは水分をとるようにしましょう。さらに、抗がん剤の種類によっては点滴でたくさん水分を補ったり、利尿剤を使用して尿量を保つことがあります。そのため、トイレの回数が増えることがあるので、睡眠の妨げにならないように、水分摂取は日中を中心に行い、夕食後は控えめにしましょう。

　トイレに近い部屋を寝室にしたり、夜間に備え通路に障害物を置かない

など、トイレに行きやすい環境を整えたり、生活上の工夫をすることもお勧めです。

　体重測定はむくみや腎障害の早期発見の指標となります。毎日同じ時間に体重測定を行い、前日との差を確認しましょう。

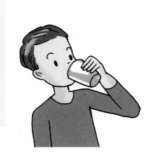

▦ ポイント ▦
❋ **十分な水分補給を**
　1日1リットル以上は水分をとるようにしましょう。水分摂取は、水、お茶、スポーツ飲料などで構いません。

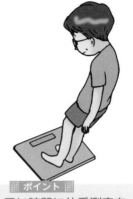

▦ ポイント ▦
❋ **毎日、同じ時間に体重測定を**
　著しい体重増加やむくみがないか確認しましょう

▦ ポイント ▦
❋ **吐き気には要注意**
　吐き気が強く水分を摂取ができない場合は医師に伝えましょう

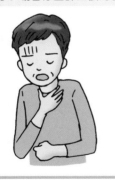

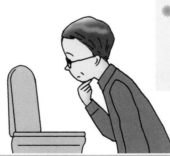

▦ ポイント ▦
❋ **尿の色をチェックする**
　尿の色が濃い、血尿などがあれば医師へ伝えましょう

こんなときは相談しましょう！

＊著しく体重が増加したとき
＊吐き気が強くて水が飲めないとき
＊尿の色が濃い、尿の量が少ない、血尿が出るなどの症状があるとき

抗がん剤投与後の発熱には注意が必要です

　抗がん剤の投与後10日目ごろから白血球が急激に減少し、好中球（白血球の一種で細菌から生体を守る作用をする）が一時的に減少することがあります。

　この時期は、細菌から体を守る力がなくなってしまうため、感染症やそれに伴う発熱などを起こす危険が非常に高くなります。

🌷 発熱性好中球減少症

　血液中の好中球が減少し、37.5℃以上の発熱が起きている状態を、「発熱性好中球減少症」といいます。抗がん剤投与終了後、3〜4週間程度経過すると、正常な好中球が作られるようになりますが、投与後10日目ごろから3〜4週目ごろまでは好中球減少症が起こりやすく、注意が必要です。抗がん剤投与後に発熱がある場合は、発熱性好中球減少症の可能性があります。重症化すると敗血症性ショックなど命に関わる症状を起こすことがあるので早急な受診が必要です。

🌷 発熱（38℃以上）がみられたら、すぐに主治医に相談する

　発熱（特に38℃以上）がみられる場合は、感染症を起こしている可能性が高いです。感染から体を守る力が低下しているため、重症化する恐れが非常に高くなります。自己判断で解熱剤を服用して自宅で様子をみることはせず、まずは病院に連絡して症状を伝え、主治医の指示を仰いでください。早期に適切な対処を行うことが重要です。

🌷 普段の症状の確認や、感染予防対策が大切

　発熱以外に、食事がとれない、下痢が続く、呼吸が苦しい、めまいがする、意識がぼんやりする、尿が出ないなどの症状がある場合は、重症化している危険があり入院が必要になることがあるので、症状をできるだけ正しく伝えるようにしてください。早急に病院への連絡が必要な症状や連絡先については、事前に医療スタッフに確認しておきましょう。

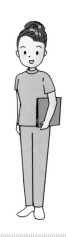

　発熱性好中球減少症を予防するためには、外出後の手洗い・うがいをしっかり行う、人ごみを避ける、外出時はマスクを着用するなど、感染予防対策をしっかり行うことが大切です。

第 4 章

Q&A
こんなとき
どうしたら
いいの？

■ 腫瘍内科とは

　がんの治療は、患者さんの病状や状況に合わせてさまざまな専門の医療関連職種が連携して進められます。

　治療を行う診療科についても、手術を専門とする外科、薬物療法を中心とした治療を行う内科、放射線治療を行う放射線治療科、がんに伴う心のつらさへの治療を専門とする精神腫瘍科など、それぞれ専門としている分野があります。腫瘍内科は、抗がん剤をはじめとするがん薬物療法を主な専門とした診療科です。質の高いがん薬物療法を行うために、幅広い臓器のがん薬物療法の知識と技術をもった専門医が診療を担当しており、他の専門医や関連職種と連携しながらがん治療を行っています。

■ 腫瘍内科の位置づけは、
　病院によって異なる場合があります

　病院の中で腫瘍内科がどのような位置づけであるかは、病院によって異なる場合があります。

　がんの種類に関わらず抗がん剤治療を行う患者さんは腫瘍内科で担当している病院もあるかもしれませんし、ある特定の臓器のがん治療を担当している病院もあります。がん薬物療法を行う患者さん全員が腫瘍内科で治療を受けるとは限りません。ご自身の病院では腫瘍内科はどのような患者さんを治療対象としているのか、確認しましょう。また、前述のようにがん治療は手術や薬物療法、放射線などさまざまな治療を組み合わせて行うことが多くありますので、担当の先生が外科であってもがん薬物療法の知識と技術を十分にもち、必要に応じて腫瘍内科医と連携しながら薬物療法を行う場合もあります。

Q　がんゲノム医療とはどのような治療ですか？

■ がんゲノム医療について

　がんゲノム医療とは、がん細胞の組織を用いて多数の遺伝子を調べ（がん遺伝子パネル検査）、遺伝子変異を明らかにすることにより、患者さん個々のがん細胞の特徴に合わせて治療などを行う医療です。がん遺伝子パネル検査では、1回の検査で100種類以上の遺伝子変異を検査し、治療効果が期待できる薬などがあるかどうかを調べます。患者さん個別のがん細胞の特徴や生まれつきの個人差がわかり、病状により適した治療に結びつく可能性があります。

● 治療に役立つ情報が得られない可能性もあります

　がん遺伝子パネル検査を受けても、遺伝子変異が見つからない場合や、遺伝子変異がみつかっても、効果が期待できる治療の情報に結びつかない場合があります。これまでの研究では、検査を受けた人のうち、実際に新たな治療に結びつく確率は約10％といわれています。

● 遺伝子パネル検査の対象になる人

　がん治療は、一般的には標準治療が優先的に行われます。がん遺伝子パネル検査の対象となる患者さんは、「標準治療が確立されていないがん種」「標準治療の効果がみられなくなり次の治療を探している」「全身状態が良好で、がん薬物療法ができる」など、いくつかの条件を満たす必要があります。自分が検査の対象になるか、どのようなタイミングで主治医と相談すればよいのかなどについては、主治医やがん相談支援センターで相談してみましょう。

● 費用について

　がん遺伝子パネル検査は、保険診療で実施される場合と、先進医療や研究など保険対象外で行われる場合があります。検査にかかる具体的な費用については、医療機関により異なりますので、主治医や相談窓口に確認してみましょう。

● 遺伝子パネル検査を受けられる病院について

　遺伝子パネル検査を行っている医療機関として、「がんゲノム医療中核拠点病院」「がんゲノム医療拠点病院」「がんゲノム医療連携病院」などがあります。現在かかっている病院が該当するのか、ほかの病院との連携体制をとっているのかなど、主治医やがん相談支援センターに相談してみましょう。詳しい情報が知りたいときは、国立がん研究センターがん情報サービス（一般の方へ）の「がんゲノム医療とがん医療における遺伝子検査」をご参照ください。

Q 治療をしながら仕事を続けることはできますか？

◼ 仕事のことが心配になったら

　がんと診断され、「この先、仕事を続けていけるのか」「家族を養っていけるのだろうか」など病気や治療のこと以外にもさまざまな心配を抱えることがあると思います。がんと診断されたことで「会社に迷惑をかけてしまう」と、あわてて仕事を辞めてしまうのではなく、まずは今の病状や治療についての理解を深め、状況を整理しましょう。

　また、一時的に休職が必要な場合は、必要な手続きや休職可能な期間、休職期間中の給与、そのほか職場で利用可能な制度について確認しましょう。

● 治療が始まる前に確認しておくこと

　治療が始まる前に、時期や期間、治療の副作用が仕事にどのような影響を与えるかについて、主治医に確認しましょう。治療時期の見通しが立っていると、休職に関する相談が具体的にできるようになります。

　また、副作用や副作用が起こりやすい時期の予測が立っていれば、仕事の調整や事前に必要な対応などの準備につなげることができます。

● 職場への伝え方

　「病気や治療のことを職場に伝えるか」「どのように伝えるか」など、多くの人が悩まれることでしょう。病気を伝えることで、働きにくくなってしまうのではないかという心配もあるでしょう。ただ、病気を伝えずにいることで、かえって働きづらい状況になってしまうことも考えられます。職場には、従業員の安全に配慮する義務があります。伝えた場合、伝えなかった場合に起こり得るメリット・デメリットを検討し、誰に何をどのように伝えれば仕事を続けやすくなるかを考えてみましょう。

● 一人で悩まずに相談しましょう

　仕事と治療の両立について、何から始めていけばよいのか、どこに相談すればよいのかわからないときは、病院のがん相談支援センターなどに相談してみましょう。

Q 点滴中に、抗がん剤がもれたりしませんか？

■ 抗がん剤の血管外漏出とは

抗がん剤点滴中に注意しなければならない大事なことの１つに、血
管外漏出があります。血管外漏出とは、注射薬の抗がん剤が投与中に
血管の外側にもれてしまうことです。

■ 症状について

抗がん剤の種類によっては、少量であっても血管外にもれてしまう
ことで血管の周りの皮膚などに炎症を起こし、ひどくなると数日後に
は水疱や潰瘍ができることがあります。さらに悪化した場合には、壊
死（組織が死んでしまうこと）を起こしてしまう可能性があります。

■ 予防方法や注意点

抗がん剤の血管外漏出は、事前にしっかり予防対策をとってできる
だけ起こさないこと、抗がん剤投与中に少しでも異常に気づいたとき
にすぐに医師や看護師に相談することが大切です。

❶ 針を刺した部分の安静を保つ

血管外漏出を防ぐには、点滴中は針を刺した部分を安静に保つこと
が大切です。トイレ等は点滴開始前にすませておくなど、できるだけ
動かずにいられるような工夫をしましょう。

点滴を固定するテープが浮いていたり、はがれている場合も針が抜
けたり、もれたりする原因になりますので、そのようなときはすぐに
周囲にいる医療スタッフに伝えてください。

❷ 異常を感じたらすぐに報告を

　点滴部分の痛みや腫れている感じがある、点滴の落ちる速度が変わった、止まったなどがある場合は、すぐに周囲の医療スタッフに伝えましょう。抗がん剤の血管外漏出なのか静脈炎（→p.147参照）による痛みなのかを判断することも大切になるので、痛みや違和感が少しでもあれば遠慮せずに伝えてください。

❸ 点滴後の注意点

　抗がん剤の種類によっては、点滴当日は何もなくてもしばらく経ってから点滴針を刺した部分が痛んだり、腫れたりすることもあります。注意が必要な症状について医師や看護師に確認し、異常があれば病院に連絡をして相談するようにしましょう。

抗がん剤の血管外漏出後の治療について

　抗がん剤の種類により、漏出時の皮膚などへの障害の強さが異なります。副腎皮質ステロイド剤の皮下注射や軟膏の使用などの治療を行う場合があり、抗がん剤の種類によっては、長期間の治療や経過観察が必要になります。

　もれた部分を冷やしたほうがよいのか、温めたほうがよいのかは、抗がん剤の種類によって異なるので、自己判断で温めたり冷やしたりせず、必ず医師や看護師に相談するようにしましょう。

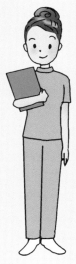

抗がん剤治療中でも、採血検査をするのですか？

治療中は採血検査によって治療効果や体の状態を確認します

治療の効果を確認する目的（腫瘍マーカーなど）や、抗がん剤の副作用による骨髄抑制（血液を造り出す機能の低下）、肝機能、腎機能の状態を確認する目的などで、さまざまな項目を調べます。抗がん剤投与時には、当日や前日に採血を行い、安全に抗がん剤治療ができる体の状態かどうかを確認します。採血検査の結果によっては、がん治療よりも体の状態を整えることを優先させる必要があると判断され、予定されていた抗がん剤治療が延期になることもあります。

主な採血検査

［腫瘍マーカー］　治療の効果を確認するための指標の1つになります。

［末梢血液一般検査］

❶ 貧血の有無（赤血球数/RBC、血色素量/Hb）、❷ 感染症にかかりやすくなっていないか（白血球数/WBC）、❸ 出血しやすくなっていないか（血小板数/PLT）を調べます。

［生化学検査］

❶ 肝機能（総タンパク、アルブミンなど）→それぞれの数値に反映される肝臓の状態があるので、複数の検査結果から総合的に判断します。

❷ 腎機能（尿素窒素、クレアチニン、尿酸、電解質）→腎臓は、体の中の老廃物を処理して尿を造り出す重要な臓器です。抗がん剤によっては腎機能に影響を与える薬剤があること、また、腎機能が低下している状態で抗がん剤投与を行うことにより腎機能障害が増悪する危険があるため、腎機能をしっかり調べておくことが大切です。

❸ 電解質を示すデータ→腎不全や脱水などさまざまな状態を表す指標の1つになります。

❹ 糖代謝→糖尿病や膵臓の状態などを示す指標の1つになります。

どのような項目を検査するのかや数値の判定については、治療の状況や個々の患者さんの状況により主治医の総合的な判断が必要になります。気になる点は主治医に確認しましょう。

■ 点滴での薬剤投与にはいくつかの方法があります

　抗がん剤の静脈点滴には、腕の血管など細い静脈に針を刺して薬液を入れる方法、太い静脈である中心静脈（鎖骨のあたり）までカテーテル（細い管）を挿入して薬液を入れる方法、皮下にポートと呼ばれる装置を埋め込んで必要なときにポートに針を刺して体外から中心静脈に薬剤を注入する方法などがあります。

　血管が細くて点滴が難しい場合には、まずは事前に点滴が入りやすくするような工夫を行います。それでも点滴が難しく、すぐにもれてしまう、何度も刺し直しが必要になる場合は、上記のような埋め込み式のポートを作るという方法を検討できないか、主治医に相談してみましょう。

点滴針が入りやすくなるための工夫

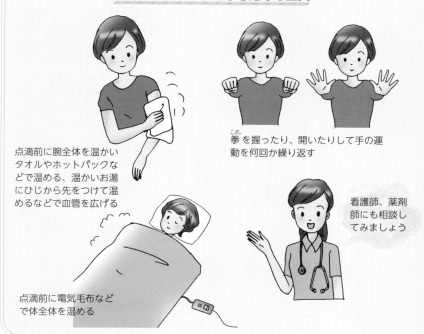

点滴前に腕全体を温かいタオルやホットパックなどで温める、温かいお湯にひじから先をつけて温めるなどで血管を広げる

拳を握ったり、開いたりして手の運動を何回か繰り返す

看護師、薬剤師にも相談してみましょう

点滴前に電気毛布などで体全体を温める

Q 点滴中に血管が痛くなったりしませんか？

A

■ 抗がん剤点滴中に血管の内側に炎症を起こしたり、痛みが出たりすることがあります

抗がん剤点滴中に、点滴の針による刺激や抗がん剤自体の刺激によって血管の内側が炎症（静脈炎）を起こして痛みが出たり、針を刺した部分から血管に沿って赤くなったりすることがあります。

また、血管の状態や薬剤の刺激により静脈炎のような痛み（血管痛）が生じることがあります。

静脈炎	血管に沿った色素沈着や痛み、違和感、発赤、硬結など。投与中〜投与後数日で起こります。投与中に赤みが生じ、数日後に皮膚のひきつれ感に変わることなどもあります。
血管痛	静脈炎と似た症状が、投与中〜投与後に起こります。

静脈炎や血管痛を起こしやすい抗がん剤がいくつかあります。事前に看護師や薬剤師に確認しましょう。

■ 対処について

点滴投与中や、投与後数日の間に血管に沿った痛みや違和感、ひきつれ感、赤み、硬結などの症状があったら医療スタッフに報告するようにしましょう。

抗がん剤の血管外漏出なのか、血管炎なのか血管痛なのかを見分ける必要があり、原因により対処方法が異なります。自己判断で温めたり冷やしたりしないようにしましょう。

Q アレルギー体質なのですが、問題はありますか？

■ 抗がん剤投与によってアレルギー反応が 起こることがあります

　アレルギーとは、体の外から異物が侵入したときに起こる反応の1つです。過去に食物や薬剤などによるアレルギーを起こしたことがある場合には、抗がん剤によってもアレルギーを起こすリスクが高い可能性があるので、抗がん剤投与は慎重に行います。

　抗がん剤の種類によっては、特定のアレルギー原因物質との関連が報告されているものもあります。アレルギーの既往については必ず主治医や薬剤師に報告するようにしましょう。アレルギーは、薬剤投与後、数分〜10分以内の早期に発症するものと、24時間〜数日後に発症するものがあります。

■ アナフィラキシーとは

　アレルギー反応の中でも、原因となる薬剤の投与から5〜10分以内に起こる急性の全身反応をアナフィラキシーといいます。アナフィラキシーが進行するとアナフィラキシーショックといって、血圧低下など命に関わる重篤な症状に至る恐れがあります。

■ アレルギー反応を起こしやすい薬剤があります

　L-アスパラギナーゼ、タキサン系の薬剤、白金製剤などは、アレルギーを起こしやすいといわれています。このほかにもアレルギー反応を起こしやすい薬剤がありますので、投与前の副作用や注意事項を確認するようにしてください。

■ 注意が必要な症状

重篤なアレルギーを起こす前ぶれとして、下記のような症状があります。

皮膚の掻痒感、蕁麻疹、冷汗、動悸、吐き気・熱感・くしゃみ、鼻閉感、口唇や手足のしびれ、腹痛、便意、咳、呼吸困難感、めまい、尿意　など

このような症状を感じたら、ただちに医療スタッフに報告してください。便意や尿意、鼻閉感など、関係なさそうな症状であっても、いつもと違う感じがする、点滴を始めたら症状が出てきた、ということがあったら躊躇せずに伝えましょう。

■ 予防策、症状出現時の治療について

アレルギーが起きやすい薬剤に対しては、投与前に抗ヒスタミン剤やステロイド剤が使用されることがあります。医師から処方されたら必ず指示通りに服用しましょう。アレルギー反応が起きてしまった場合には、抗がん剤投与が中止され、必要な治療や処置が行われます。

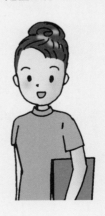

Q 治療後に妊娠や出産はできますか？

■ がん治療と妊よう性について

　将来お子さんをもつことを希望されている方、あるいはその可能性がある方にとって、がん治療後の妊娠・出産について考えておくことはとても大切です。

　妊娠するために必要な能力や機能のことを「妊よう性」といいます。がん薬物療法の内容によっては卵巣や精巣などの生殖機能に影響を与え、治療後にお子さんを望むことが難しくなる場合があります。また、生まれてくる赤ちゃんの先天的な異常の原因になる治療もあります。

　このようながん薬物療法に伴う生殖機能への影響を踏まえて、妊よう性を残す方法として生殖補助医療を用いた妊よう性温存治療があります。

　妊よう性温存治療は必ずしも将来の妊娠・出産を保証するものではありません。がん治療を最優先させることを大前提として、将来お子さんをもつことへの希望をもって治療に臨むための医療ということができます。

　このような治療法があることを知ったうえで、がん薬物療法による生殖機能への影響とその温存方法について理解し、治療選択をすることが大切です。

　がんと診断されてから治療を開始するまでの期間に、将来お子さんをもつことについてがん治療の主治医に相談しましょう。必要に応じて生殖医療専門医を紹介してもらい、よく話し合って適切な選択をしていけるようにしましょう。「医師には直接相談しにくい…」という場合は、看護師やがんの相談窓口などでもよいので、まずは相談してみましょう。

■ がん治療と妊よう性温存治療のバランスとタイミングについて

妊よう性温存治療を希望する場合は、事前に治療のメリットやデメリットを理解したうえで、がん治療医、生殖医療専門医への相談が必要です。

がんの治療と妊よう性温存治療は安全に両立できるのか、妊よう性温存治療にかけられる時間はどのぐらいあるのか、がん治療をどのぐらい遅らせることができるのか、などをもとに治療時期の調整が必要になります。

■ 妊よう性温存治療に関して、知っておきたいポイント

妊よう性温存治療を受ける前に理解しておきたいポイントを下記にあげます。これらのことについて、パートナーがいる場合はパートナーの方も共通の理解でいることが大切です。

- ●自身のがん治療の内容と見通し、がん治療によりどのぐらい妊よう性が低下するかを理解している
- ●妊よう性温存治療の選択肢やその内容を理解している
- ●妊よう性温存治療にかかる期間や費用について理解し、がん治療への影響を理解している
- ●がん治療後の妊娠は、がん治療後に再発や転移がない状態が前提であることを理解している
- ●がん治療担当医、生殖医療担当医に自身の要望を伝えている
- ●妊よう性温存治療は将来の妊娠・出産を約束するものではないことを理解している

■ がん治療前に主治医に聞いておきたいこと

前述したポイントを理解しておくために、主治医には下記のようなことを聞いておくとよいでしょう。

- ●治療に使われる薬で将来妊娠、出産が難しくなるリスクはどのぐらいありますか？
- ●一連のがん治療が終わるまで、何年ぐらいかかる見通しですか？
- ●将来、妊娠・出産を検討してもよい病状でしょうか？
- ●妊娠・出産の可能性を残すためにできることはありますか？
- ●がん治療前に妊よう性温存治療を行う場合、いつまでに妊よう性温存治療を行っておく必要がありますか？

■ がん治療前に妊よう性温存治療を行わなかった場合について

妊よう性温存治療は、がん治療前に行うことが望まれます。しかし、何らかの事情によりがん治療開始前に妊よう性温存治療を受けなかった場合でも、治療後の妊娠が可能な場合もあります。がん治療医や生殖医療専門医に相談をしてください。

■ 希望が叶わなかった場合には

がん治療前に妊よう性温存治療を行った患者さんも、行わなかった患者さんであっても、お子さんをもつという希望が叶わない場合があります。気持ちが沈んだり、パートナーへの申し訳なさでご自身を責めてしまったりすることもあるかもしれません。そのようなとき、医師や看護師、がんの相談窓口などに話をしてみることで気持ちが落ち着くことがあります。「誰かに聞いてほしい」、そんな気持ちになったときは、1人で抱え込まずに相談してみてください。

＊活用できる情報：「日本がん・生殖医療学会」http://j-sfp.org/

日本がん・生殖医療学会では、がん治療と生殖医療の実践を目指して、がん治療実施施設と生殖医療実施施設の医療連携ネットワークの構築や啓発活動などを行っています。がん治療と妊よう性について調べたり、妊よう性温存治療を実施している医療機関を検索することもできます。

Q 治療中、気分の落ち込みはどうしたらいいですか？

A

■ 治療中の気持ちについて

　がん患者さんは、がんと診断された告知時のショック、診断時から治療開始までの間の治療選択を迫られる時期に抱える心理的負担、治療開始前の不安など、さまざまな精神的ストレスを体験されることと思います。

　副作用に伴う体のつらい症状や、症状出現に対する不安感などにより、治療中は継続的に気分の落ち込みを体験する方もいます。脱毛や末梢神経障害、皮膚障害、味覚異常など、日常生活への影響が大きい副作用は、たとえ軽度の症状であっても気持ちのうえでの負担につながります。

　また、治療と仕事・家庭での役割の両立などのために疲れていても無理をしなければならない、周囲の人につらさをわかってもらえない、なども大きな心の負担となり気分が落ち込む原因の1つになるかもしれません。

　ほかにも、「治療がいつまで続くのだろうか」「再発のことを考えると不安」など、気分の落ち込む理由は人それぞれにあるかと思います。

■ 1人で抱え込まず、気持ちを話してみましょう

　気分が落ち込むなと感じたら、1人で抱え込まずにご家族や医療スタッフ、がん相談窓口など周囲の人に話をしてみましょう。どのようなことが気持ちの負担やつらさ、落ち込みの原因になっていそうか、話し合ってみましょう。

　例えば、気分の落ち込みの原因が治療の副作用によるつらさであれば、対処方法を医療スタッフとともに考え工夫してみることで改善されるかもしれません。心のケアについては、第1章の「がんとの向き合い方」もご参照ください(→p.14)。

153

■ 気分転換やストレス対処方法について

　気分の落ち込みがあるときは、心や体をリラックスさせて休めることも大切です。また、病気や治療のことを忘れて気分転換してみることも、心や体の安らぎにつながります。

　常に病気や治療のことを考えている必要はありません。心地よいと感じる時間、楽しめる時間を大切にしましょう。日常生活の範囲でできることで十分ですので、ご自身に合う方法を見つけてみてください。

心と体のリラックス方法の例

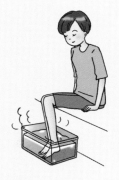

ぬるめのお風呂に入ったり、足浴をする

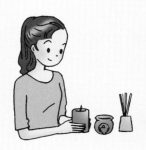

好きな香りでアロマテラピーを楽しむ

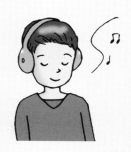

ゆっくりと好きな音楽を聴く

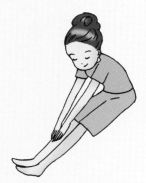

ストレッチや軽いマッサージ、深呼吸をする

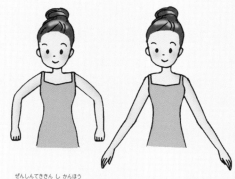

漸進的筋弛緩法（力を入れて抜く、という動作を手から始めて体全体の筋肉で行う）などのリラクゼーション法を行う

気持ちのつらさが長引くときは

　気分の落ち込みが続き、眠れない、食欲がない、疲れやすい、普段は楽しめることが楽しめない、などがある場合は、状況によって精神科医などの専門家への相談が必要な場合があります。

　日常生活に支障が出ているサインでもありますので、早めに医療スタッフに相談してください。治療中に気分の落ち込みが長引き、一時的に専門家によるサポートが必要になることは決して特別なことではありません。

　がん治療を支援するチームの一員に、精神腫瘍科医や心理士もいます。我慢せずに相談してみましょう。

ストレス解消や気分転換方法の例

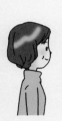

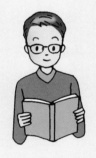

人に気持ちを話してみる　　　気持ちを紙に書きとめる　　　読書や漫画、雑誌を読む、眺める

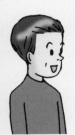
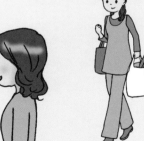
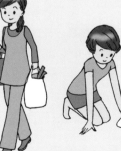

家族や友人と雑談する　　　散歩や買い物で外出をしたり、疲れない程度の家事や仕事をしてみる

Q 治療費はどのぐらいかかるのですか？

■ がんの治療にかかる全体的な費用を
イメージしてみましょう

　がんの治療を開始する際には、この先どのような費用が必要になるのか、全体像をイメージしておくとよいでしょう。

　病院に支払う費用として、手術にかかる費用、抗がん剤にかかる費用、外来での診察費など治療にかかる費用のほか、入院中の食事代、寝具のレンタル費、有料個室を希望した場合の差額ベッド代など治療に伴う間接的な費用があります。また、通院時の交通費、ウィッグなどの購入費、入院中にお子さんや介護が必要な家族の方を預かってもらう場合にはその費用など、病院以外にかかる費用もあります。

■ 治療費の資金計画をイメージしてみましょう

　がん治療期間中は、仕事を続けている場合であっても勤務時間や勤務形態の制限などにより、収入が減少することがあります。治療費をどう捻出していくかを考えることも必要になってきます。収入の変化や利用できる制度について整理しておきましょう。

● 収入の変化

　仕事をしている人は、仕事をどうするのか、収入は変化するのか、任意で加入している保険が使えるのかなどを整理します。

● 利用できる制度の確認

　高額療養費制度をはじめ、療養生活を経済的に支援してくれる制度が複数あります。また、療養生活を整えるうえで支えとなる福祉制度もあります。自分がどのような制度が利用できるかについては、病院のソーシャルワーカーなどに相談して積極的に利用しましょう。

■ 公的医療保険について

　がん治療においても、薬代や検査費用など治療そのものにかかる費用は

通常、公的医療保険が適用されます。公的医療保険には、企業で働く社員が加入する健康保険、自営業の人や退職した人が加入する国民健康保険など、いくつかの種類があります。

　種類によって、手続きの窓口や受けられるサービス内容が異なることがあります。病院に支払う治療費は、公的医療保険が適用されるものと、適用されないものがあります。公的医療保険が適用される費用全体のうち、患者さんが支払う自己負担額は70歳未満の人では3割です。70歳以上の人は、所得によって異なります。

■ 公的医療保険の適用について

　がん治療にかかる費用には、公的医療保険が適用されるものとされないものがあります。

❶ 公的医療保険が適用される費用

　手術代、検査代、薬代などの直接的な治療費です。

❷ 公的医療保険が適用されない費用

　開発中の試験的な治療（先進医療など）、試験的な薬（治験）や医療機器を使った治療費、入院中の差額ベッド代などは、公的医療保険が適用されません。公的医療保険対象外の治療については、通常実施前に病院側からの説明があります。

　公的医療保険が適用されない診療（保険外診療）を受けた場合、治療にかかった費用は自己負担となります。ただし、先進医療など、厚生労働省が認めた治療については、保険適用外の診療と、保険診療の併用が認められ、保険適用の治療部分については公的医療保険の対象になります。

　治験を受けた場合は、治験薬の費用とその治験（試験）に関する検査費用は、製薬会社が負担します。初診料など治験に関わらない部分に関する医療費については、公的医療保険の自己負担分がかかります。

Q 医療費の負担を軽くするにはどうすればいいですか？

■ 医療費の負担を軽くする制度

　がん治療を受けるにあたって、治療費の負担を軽くするためにいろいろな制度があります。主な制度をいくつかご紹介します。

❶ 高額療養費制度

　高額療養費制度とは、医療機関や薬局の窓口で支払った額（入院時の食費や差額ベッド代などは含みません）が、ひと月（月の1日から末日まで）で上限額を超えた場合に、その超えた金額を支給（払い戻し）する制度です。

　払い戻しまでには少なくとも3カ月程度の期間がかかりますが、事前に「限度額適用認定証」（住民税非課税世帯の方は、「限度額適用・標準負担額減額認定証」）の手続きを行い、病院の窓口に「提示」することで、ひと月の支払額を自己負担限度額までにすることができます。

　手続き方法については、加入している健康保険組合、協会けんぽ、市区町村（国民健康保険・後期高齢者医療制度の窓口）などに問い合わせましょう。

69歳以下の方の上限額

	適用区分	ひと月の上限額（世帯ごと）
ア	年収約 1,160 万円～	252,600 円＋（医療費－ 842,000）× 1％
イ	年収約 770 ～約 1,160 万円	167,400 円＋（医療費－ 558,000）× 1％
ウ	年収約 370 ～約 770 万円	80,100 円＋（医療費－ 267,000）× 1％
エ	～年収約 370 万円	57,600 円
オ	住民税非課税者	35,400 円

＊1つの医療機関等での自己負担（院外処方代を含む）では上限額を超えなくても、同じ月の別の医療機関等での自己負担（69歳以下の場合は21000円以上であることが必要）を合算することができます。合算額が上限額を超えれば高額療養費の支給対象となります

70歳以上の方の上限額

適用区分		外来（個人ごと）	ひと月の上限額 （世帯ごと）
現役 並み	年収約 1160 万円～	252,600 円＋（医療費－ 842,000） × 1 %	
	年収約 770 万円～約 1160 万円	167,400 円＋（医療費－ 558,000） × 1 %	
	年収約 370 万円～約 770 万円	80,100 円＋（医療費－ 267,000） × 1 %	
一般	年収 156 万円～約 370 万円	18,000 円 （年 14 万 4 千円）	57,600 円
住民税 非課税 世帯	Ⅱ 住民税非課税世帯	8,000 円	24,600 円
	Ⅰ 住民税非課税世帯 （年金収入 80 万円以下など）		15,000 円

❷ 高額医療・高額介護合算療養制度

　世帯内の同一の医療保険加入者の方について、毎年8月から1年間にか
かった医療保険と介護保険の自己負担額を合計し、基準額を超えた場合に、
その超えた金額を支給する制度です。基準額は、世帯の所得や年齢構成に
よって定められます。手続きは、市区町村の介護保険の窓口、加入する公的
医療保険の窓口です。

❸ 医療費控除

　高額療養費制度を利用しても、1年間に支払った自己負担分の医療費が
一定以上の高額だった場合、確定申告をすることで所得控除を受けられま
す。通院のための公共交通機関を利用した際の交通費なども対象になりま
す。納税先の税務署にお問い合わせください。

Q 経済的な支えが受けられる制度はありますか？

経済的な支えが受けられる制度

　医療費の負担を軽くするさまざまな制度を利用したうえでも、多くの場合はある程度の自己負担が発生してきます。生活を支えるための制度についても把握しておくとよいでしょう。下記以外にも、利用できる制度がみつかる場合もあります。ご自身がどのような制度が活用できるか、少しでも安心して治療を受けるためにも、医療ソーシャルワーカーや、がん相談支援センターなどに相談してみましょう。

● **傷病手当金**

　健康保険、共済保険などの被保険者本人（扶養者は除く）が、病気などで働けなくなった場合などに、療養中の生活保障として本人に支給される制度です。がん治療で会社を休むことになった場合にも申請できます。すでに退職した人でも、在職時に加入していた保険から、さかのぼって傷病手当金を受給できる場合があります。ただし、1年以上その保険に加入していたこと、退職前に傷病手当をもらえる条件を満たしていたことなどが必要になります。休職している間、1日当たり給料（日額）の3分の2に当たる額が保障されます。最長で1年6カ月間支給されます。

● **障害年金**

　病気などで重度の障害が残った65歳未満の人に、年金を早期から支給する制度です。人工肛門の造設や、咽頭部摘出術を受けた人のほか、日常生活で介護が不可欠な場合や、生活や仕事に著しい制限を受ける状態になった場合に受給できることがあります。支給されるには一定の要件を満たしている必要があります。

● **障害手当金、障害一時金**

　障害年金の対象にならない軽度の障害を負った人に、一度だけ支給されるものです。厚生年金加入者の方は障害手当金、共済年金加入の方は障害一時金になります。国民年金加入の方は対象になりません。

Q 退院後に一人で生活できるか不安なのですが？

在宅療養、自宅での生活を支える体制について

　退院後の生活には不安を感じる人も多いと思います。特に一人暮らしの人などは「具合が悪くなったらどうしよう」「体力が落ちて今まで通りに家事ができない」「食事は何を食べればよいのだろう」など、療養生活中は不安を抱えて過ごすこともあるかもしれません。自宅での生活を再開するにあたって、起こりうる症状と対処方法については、治療中から主治医や看護師に確認しておくことで安心につながります。

　また、かかっている病院以外にもお住まいの地域で、自宅療養を支える体制があります。例えば、症状があるときに自宅に訪問して診療をする訪問診療、必要な医療処置や服薬確認、症状の確認等を行う訪問看護などのしくみがあります。また、自宅に訪問して日常生活の手伝いや買い物など、身の回りのことを支援するホームヘルパーのサービスもあります。

介護保険制度について

　自宅での療養生活を支えるしくみの１つに、介護保険制度があります。介護保険の対象者になると、介護度に応じて自宅での訪問サービス（往診、訪問看護・訪問介護・リハビリなど）、通所サービス（デイサービス、通所リハビリなど）、福祉用具の貸与や販売、住宅改修費の支給、施設入所などのサービスが受けられます。

　介護保険の対象になるのは、①65歳以上、②40歳〜64歳まで（主治医が「回復の見込みがないがん」と診断した場合）になります。申請は市区町村の介護保険の窓口で行いますが、お住まいの地域にある地域包括支援センターでも、介護保険申請に関する相談や手続きを行っています。申請を行うと、調査員による介護認定調査（どの程度の介護が必要な状態かを調べます）や、主治医の意見書をもとに、介護度が認定されます。介護度の区分は、「非該当（自立）」「要支援１・２」「要介護１〜５」に分けられます。介護度によって、受けられるサービスが異なります。申請から介護度の認定までには、通常１カ月程度かかります。

Q 生活が苦しい場合の援助は受けられますか？

■ さまざまな制度があります

　さまざまな制度がありますので、次にいくつかあげてみます。ほかにも自分が利用できる制度がないか、医療ソーシャルワーカーなどに相談してみるとよいでしょう。

● ひとり親家庭医療費助成制度

　ひとり親家庭の医療費が助成される制度です。子どもが18歳に達した年度の末日まで（障害がある場合は20歳未満まで）、親と子の自己負担額の全部または一部が助成されます。自治体により助成基準が異なるので、お住まいの市区町村の児童福祉担当窓口にお問い合わせください。

● 小児慢性特定疾患治療研究事業

　小児がんと診断された18歳未満の人、18歳になった後も引き続き治療が必要であると認められる場合には20歳未満まで対象になります。この制度では自己負担限度額（月額）が生計中心者の所得に応じて定められ、それを超えた分が免除されます。

　医療費助成の対象になるのは、都道府県知事または指定都市・中核市の市長が指定した「指定医療機関」で受診した際の医療費です。

● 障害者の医療費の助成制度

　心身に重度の障害がある人の医療費自己負担分の全額が助成される制度です。自治体により助成基準が異なりますので、お住まいの市区町村の窓口にお問い合わせください。

● 生活保護制度

　世帯で一定の保護基準を満たした場合、医療扶助として、治療に必要な費用が給付されます。

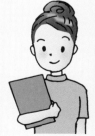

〈参考文献一覧〉

1) 一般社団法人日本がん看護学会、公益社団法人日本臨床腫瘍学会他、がん薬物療法における曝露対策合同ガイドライン、金原出版株式会社、2015

2) 一般社団法人日本がん看護学会・狩野太郎他、がん治療と食事：治療中の食べるよろこびを支える援助、医学書院、2015

3) 一般社団法人日本癌治療学会、制吐薬適正使用ガイドライン、金原出版、2015

4) 清原祥夫ら、タルセバ Rash Management、中外製薬、2015

5) 国立がん研究センターがん対策情報センター、患者必携 がんになったら手にとるガイド 普及新版、学研メディカル秀潤社、2013

6) 国立がん研究センター研究開発費 がん患者の外見支援に関するガイドラインの構築に向けた研究班編、がん患者に対するアピアランスケアの手引き、金原出版、2016

7) 国立がん研究センター看護部・森文子他、国立がん研究センターに学ぶ がん薬物療法看護スキルアップ、南江堂、2018

8) 近藤敬子、山本香奈恵、松尾里香、新装版はじめの一歩！ナースができるベッドサイドのリンパ浮腫ケア、日本看護協会出版会、2016

9) 近藤創、消化管ストーマ術後看護（イリゲーション含む）、第32回神奈川ストーマリハビリテーション講習会テキスト、2016

10) 木志津枝・小松浩子監訳、日本がん看護学会翻訳ワーキンググループ訳、がん看護PEPリソース、医学書院、2013

11) 祖父江正代、宇根底亜希子、化学療法を受ける患者のストーマ装具選択の考え方、ダンサック

12) 田村恵子、がん患者の症状マネジメント、学研、2002

13) 田村恵子編、公益社団法人日本看護協会編集協力、緩和ケア教育テキスト がんと診断された時からの緩和ケア推進、メディカ出版、2017

14) 津川大輔・勝俣範之・大須賀覚、世界中の医学研究を徹底的に比較してわかった最高のがん医療、ダイヤモンド社、2020

15) 坪井正博・渡邉眞理・坪井香、ナースのためのやさしくわかる がん化学療法のケア、ナツメ社、2018

16) 特定非営利活動法人 日本緩和医療学会 ガイドライン統括委員会、がん患者の消化器症状の緩和に関するガイドライン、金原出版、2017

17) 日本がんサポーティブケア学会、日本がん口腔支持療法学会、がん治療に伴う粘膜障害のマネジメントの手引き、金原出版株式会社、2020

18) 日本がんサポーティブケア学会、がん薬物療法に伴う皮膚障害アトラス＆マネジメント、金原出版、2018

19) 日本がんサポーティブケア学会編著、がん薬物療法に伴う末梢神経障害マネジメントの手引き、金原出版、2017

20) 日本臨床腫瘍学会、発熱性好中球減少症（FN）診療ガイドライン、南江堂、2017

21) 野澤桂子・藤間勝子、臨床で活かすがん患者のアピアランスケア、南山堂、2017

22) 古瀬純司、これだけは押さえておきたいがん化学療法の薬 はや調べノート、メディカ出版、2019

23) 吉村知哲、がん薬物療法副作用管理マニュアル、医学書院、2018年

24) 患者をナビゲートする スキルアップ がん化学療法看護、日本看護協会出版会

25) 緩和・サポーティブケア最前線、がん看護、南江堂、2015年1・2月号

26) Science 2017 Mar 24;355(6331):1330-1334. Stem Cell Divisions, Somatic Mutations, Cancer Etiology, and Cancer Prevention

27) 小澤桂子監修、理解が実践につながるステップアップがん化学療法看護第2版、学研メディカル秀潤社、2016

28) 中内香菜ほか、オキサリプラチンの静脈炎および血管痛の危険因子の解析と加温投与ならびに温罨法による予防効果の評価、癌と化学療法、第42巻11号、2015

29) 上達野ひとみほか、血管トラブル（漏出・静脈炎） プロフェッショナルがんナーシング Vol.6No.4、2016

30) 千貫祐子ほか、がん治療薬と食物アレルギー、静脈経腸栄養、Vol.28No.2、2013

31) NPO法人日本医療ソーシャルワーク研究会編、医療福祉総合ガイドブック2018年度版、医学書院、2018

〈WEBサイト〉

国立がん研究センター がん情報サービス

がん治療を開始するにあたって＜抗がん剤編 将来お子さんを希望される女性患者さんへ＞厚生労働科学研究費補助金がん対策推進総合研究事業、小児・若年がん長期生存者に対する妊よう性へのエビデンスと生殖医療ネットワーク構築に関する研究HP

神戸医療産業都市推進機構 医療イノベーション推進センター、がん情報サイト FDQ®日本語版 疲労（FDQ®）

静岡県立静岡がんセンター：学びの広場シリーズ からだ編 抗がん剤治療と末梢神経障害

渡邉千登世：ストーマケアナーシング、アルメディアWEB

静岡がんセンター ホームページ

公益社団法人日本臨床腫瘍学会ホームページ

日本がん・生殖医療学会ホームページ

厚生労働省保健局、高額療養費制度を利用されるみなさまへ、2020年7月

- 装丁　　　　　　（株）ヴァイス
- 本文イラスト　　小林裕美子
- 編集協力・DTP　オフィスミィ

やさしくわかる
抗がん剤の副作用とその対処法
～ いつもと同じ日常を過ごすために ～

令和3年2月22日　第1刷発行
令和5年5月30日　第2刷発行

監 修 者　　酒井リカ

編 著 者　　清水奈緒美

　　　　　　坪井　香

発 行 者　　東島俊一

発 行 所　　株式会社 法研

〒104-8104　東京都中央区銀座1-10-1
電話 03 (3562) 3611 （代表）
http://www.sociohealth.co.jp

印刷・製本　　研友社印刷株式会社

0123

小社は (株) 法研を核に「SOCIO HEALTH GROUP」を構成し、相互のネットワークにより、〝社会保障及び健康に関する情報の社会的価値創造〟を事業領域としています。その一環としての小社の出版事業にご注目ください。